# le guide du
# MAL
# de
# DOS

Les Solutions Intelligentes 24h/24 pour Corriger sa Posture & Soigner son Mal de Dos

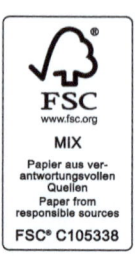

Bibliografische Information der Deutschen Nationalbibliothek:

Die Deutsche Nationalbibliothek verzeichnet diese Publikation in der
Deutschen Nationalbibliografie; detaillierte bibliografische Daten sind im
Internet über http://dnb.dnb.de abrufbar.

Traduction par: Fabien Masciopinto
Herstellung und Verlag: BoD – Books on Demand, Norderstedt
Design par João Carvalho (joaoc.com)

ISBN: 9783839110980

# AVERTISSEMENT

J'ai écrit ce livre dans l'intention de vous éclairer avec un point de vue différent, tout à fait personnel, sur les problèmes de santé, en particulier sur le mal de dos et les troubles musculo-squelettiques liés à la posture.

Ce livre n'est pas un substitut à un médecin généraliste, ou spécialiste. N'allez donc pas à l'encontre des recommandations de votre professionnel de santé.

L'auteur et l'éditeur déclinent toutes responsabilités pour les effets secondaires indésirables résultants directement, ou indirectement des conseils, avis et exercices contenus dans ce livre.

# SOMMAIRE

## Table des Matières

**AVERTISSEMENT**_____05

**SOMMAIRE**_____06

**COMMENT LIRE CE LIVRE**_____09
TLPL_____10

**PRÉFACE**_____11
1 Pas en Avant, 23 Pas en Arrière ?_____11
Simples Questions_____12
Votre Histoire_____15
Le Docteur et l'Éléphant_____17
Inflammation vs. Douleurs Mécaniques du Dos_____20
Stress_____21
TLPL (Trop Long, Pas Lu)_____21

**1. COUCHER AVEC L'ENNEMI**_____22
Le Chaînon Manquant : Le Tissu Conjonctif (Fascia)_____22
Dur ou Mou – L'énigme du Vieux Matelas_____28
Dormir Sur le Dos_____30
Dormir Sur le Côté_____33
Dormir Sur le Ventre_____35
TLPL_____35

## 2. ESSAYEZ DE MARCHER AVEC CES CHAUSSURES_____37

Le Principe de la Ligne ZigZag_____37

Comment les Talons Perturbent l'Alignement Naturel du Corps____40

SREC - La Technologie des Formule 1 dans vos Pieds_____45

Comment vos Chaussures vous « Aveuglent »_____49

Comment Devenir votre Propre Chiropracteur_____51

Bienvenu dans la Jungle_____56

Propos Sur les Types de Marche et de Course_____57

TLPL_____60

## 3. ÊTRE ASSIS - LE NOUVEAU CANCER ?_____61

Être Assis – À Quel Point Est-ce Dangereux ?_____61

Observations Générales sur la Qualité de Mouvement_____62

Comment Bien s'Asseoir ?_____64

Les Chaises de l'Enfer_____71

TLPL_____74

## 4. UN DOS MUSCLÉ NE FAIT-IL PAS MAL ?_____75

Mythes au Sujet des Dos Musclés_____75

Pourquoi le Renforcement Musculaire
Créé Plus de Problèmes Qu'il n'en Résout_____77

L'Habitude du Ventre Plat_____82

Comment Entrainer sa Force Crée des Schémas de
Mouvements Inefficaces _____84

TLPL_____86

## 5. LES ETIREMENTS - UNE DANGEREUSE PERTE DE TEMPS_____87

Des Muscles Raccourcis?_____87

Quelle Longueur Voudriez-Vous ?_____92

Sports_____93

Entraînez le Cerveau_____94

Vraie Maîtrise - Quelle Activité Physique Fait Sens ?_____95

Les Activités Saines_____97

TLPL_____98


## 6. LA PSYCHOLOGIE DU MAL DE DOS_____100

Sur l'Incarnation_____100

TLPL_____104


## 7. PENSÉES FINALES_____105


## BIOGRAPHIE DE L'AUTEUR_____107


## AMÉLIOREZ VOTRE POSTURE, OUBLIEZ VOTRE MAL DE DOS !_____109

Les Cours Vidéos sur la Posture et le Mal de Dos_____109


## LES CHAUSSURES MINIMALISTES - DES PIEDS FORTS POUR UNE BONNE POSTURE_____112


## SENMOTIC BLUE – FASCIA THERAPIE_____114

# COMMENT LIRE CE LIVRE

Ce livre a été écrit du fond du cœur, sur un ton plutôt direct. Cher lecteur, souviens-toi qu'aucune critique ne t'est personnellement adressée. Quand je déclare qu'un exercice ou une habitude sont néfastes pour la posture et donc provoquent le mal de dos, l'objectif n'est pas de défier l'intelligence des personnes concernées.

Vous pouvez être un expert en bien des domaines dans la vie, mais il se peut que l'anatomie, la biomécanique, l'ergonomie et la posture ne soient pas sur votre liste de compétences.

Ceci est également vrai si vous êtes un professionnel de santé. Je connais de merveilleux et compétents médecins, ou thérapeutes, qui font un excellent travail tous les jours. Cependant, la plupart des choses dont je parle ici ne sont tout simplement pas au programme des études médicales.

Par conséquent, soyez indulgents avec vous-mêmes, si vous avez tout fait de travers, pendant toutes ces années !

Afin de réaliser un livre convivial et facile à lire, j'ai évité d'utiliser des notes de bas de page ou des citations d'études. Quand on traite de choses simples telles que la posture et le mal de dos, je crois plus en l'importance des arguments logiques qu'en l'autorité d'études individuelles.

Parfois, afin d'éclaircir un point je recommande des "exercices". Ces exercices ne sont pas faits pour être intégrés à une pratique quotidienne comme courir ou soulever des poids. Ils sont conçus pour vous aider à comprendre l'argument avancé.

A mon avis, cette *compréhension physique* par l'expérimentation est souvent plus utile et convaincante que le pur raisonnement logique. Je vous suggère donc de faire ces exercices même si vous avez pleinement saisi le point développé.

N'hésitez pas à consulter ma chaîne youtube[1] où vous trouverez des démonstrations d'exercices pour une meilleure façon de s'asseoir et de marcher. Aussi, je vous renverrai directement à certaines de mes vidéos au cours de ce livre.

Je suis aussi l'auteur d'un cours intitulé "Améliorez Votre Posture et Oubliez Votre Mal de Dos !", contenant plus de 40 exercices pour mieux se tenir et soulager ses douleurs.

Ces leçons ont aidé des centaines d'étudiants à améliorer leur posture, et atténuer leur mal de dos, avec des taux de satisfaction étonnement élevés. Vous pourrez en apprendre davantage sur ce sujet à la fin du livre (et obtenir une remise[2]).

## TLPL

Chaque chapitre est résumé avec un TLPL (trop long, pas lu), qui reprend les points clés développés. Ce peut être utile à la fois si vous cherchez une information spécifique et si vous souhaitez réviser le contenu d'un chapitre.

---

1   https://www.youtube.com/user/senmoticfrance
2   Vous ne voulez pas attendre ? Obtenez-la ici : http://bit.ly/Maldedos .

# PRÉFACE

*La douleur est la jeunesse quittant le corps.*
Inconnu

Ne pensez pas seulement à soigner votre mal de dos, veillez aussi à arrêter de le provoquer. Les causes évidentes du mal de dos que vous devez d'abord considérer.

## 1 PAS EN AVANT – 23 PAS EN ARRIÈRE ?

Une vieille blague raconte l'histoire de David priant Dieu chaque soir pour gagner au Loto. David prie tous les soirs sans faute depuis vingt ans – mais sans succès. Déterminé, il continue à prier : "Dieu, s'il te plait, fais-moi gagner au Loto !" Un soir enfin, sa prière est interrompue par une voie divine : "DONNES-TOI UNE CHANCE BONHOMME, ACHETES UN TICKET !"

Du point de vue d'un thérapeute, la plupart des gens combattent le mal de dos de la même manière que David joue à la loterie : ils oublient de faire le plus important pour stopper la douleur, c'est-à-dire arrêter de la provoquer. Ils dépensent à la place une incroyable quantité d'énergie, essentiellement gaspillée, à gérer ses conséquences.

Certaines personnes utilisent des antidouleurs quand d'autres font du yoga, des étirements, du renforcement musculaire, des massages et plus encore. Mais c'est aussi efficace que chercher de bons compléments alimentaires pour favoriser la perte de poids au lieu de bannir hamburgers et frites.

Ce livre parle des changements que vous devez faire et des habitudes à perdre pour en finir avec le mal de dos. *Devoir* est un mot fort, mais à travers le livre vous verrez combien il est inutile de faire des exercices de correction posturale si toute la journée, vos chaussures ou votre chaise vous gâtent le dos.

Avoir la connaissance de ces éléments n'est bien entendu pas suffisant en soi. Ce livre vous aidera seulement si vous incarnez ces changements.

## SIMPLES QUESTIONS

Parfois les questions les plus simples sont les plus complexes à traiter. Pourquoi, par exemple, tant de personnes souffrent du dos ? Après tout, ce n'est pas un virus qui se répand comme la grippe ni une bactérie qui nous contamine. Y aurait-il une faiblesse de base dans la conception de l'humanité qui rendrait le mal de dos inévitable ?

Une autre simple question : pourquoi le mal de dos ne guérit-il pas spontanément, sans jamais revenir ? Après tout, nous pouvons nous couper la peau ou nous briser un os, le corps se soigne tout seul, souvent en quelques heures ou jours, tout au plus en quelques semaines.

Pourquoi alors les humains rencontrent-ils des problèmes de dos, souvent dès le premier tiers de leur vie, tandis que les autres espèces en sont épargnées ?

Ce qui est encore plus troublant au sujet du mal de dos est le nombre fou de remèdes possibles, y compris en médecine traditionnelle. Certains docteurs recommandent de la kinésithérapie, d'autres conseillent du sport, d'autres encore anesthésient les terminaisons nerveuses ou injectent à l'aiguille des antidouleurs, et tout ceci avant qu'ils ne commencent à parler d'opération.

Cette variété de traitements est d'autant plus perturbante quand vous considérez que pour la grippe ou la fièvre, les recommandations médicales sont pratiquement les mêmes tout autour du globe. Si vous lisez ce livre, vous faites probablement partie des 80% de la population qui souffrent du dos au moins occasionnellement. Quelques soient les remèdes utilisés par le passé, les probabilités sont élevées que votre mal de dos revient au moins une fois par an. Et il en faudrait peu pour que ce soit ainsi chaque mois.

"La douleur est la jeunesse quittant le corps" – et le mal de dos inquiète particulièrement car il est souvent le début d'un cercle vicieux. Afin d'éviter la douleur ou les blessures, les patients restreignent graduellement leurs activités sportives, et limitent les mouvements spontanés tel que sauter par-dessus une barrière. Après quelques années ils se raidissent et deviennent incapables de réaliser ces mouvements. "*Use it or loose it*" – chacun sait que ceci est vrai. Les choses que tout le monde prend pour vraies sont généralement faussent, mais c'est ici l'exception qui confirme la règle. Faites-moi confiance sur ce point.

Combattre le mal de dos, donc, ne se réduit pas à éviter la douleur. Il s'agit aussi de conserver la multitude et toute l'amplitude de vos mouvements. Quelqu'un pouvant toujours bouger spontanément sans avoir peur de se blesser n'est pas vieux – peu importe son âge.

Revenons à notre question initiale : les humains sont-ils condamnés de par leur conception à souffrir du dos ? Eh bien non, une colonne vertébrale normale et saine n'est pas faiblement conçue. Bien entendu certains sont nés avec une scoliose ou d'autres problèmes qui mèneront invariablement au mal de dos. Mais ces quelques malchanceux ne représentent qu'une minorité des cas de dorsalgie. La plupart des problèmes de dos sont en fait des problèmes de style de vie, et peuvent être soignés.

En réalité, la variété de traitements laisse à penser que soit les causes du mal de dos ne sont pas encore entièrement comprises, soit elles sont très difficiles à identifier en chaque patient.

Je soutiens que les deux suppositions sont vraies. La douleur, comme ils le disent, est essentiellement dans la tête. Pourtant médecins et thérapeutes ne savent parfois pas comment identifier l'origine d'une douleur sur un dos sain d'apparence. Soit dit en passant, l'inverse est aussi vraie : certains dos donnent l'impression de devoir causer de sérieux soucis, comme une colonne vertébrale très incurvée, en hyperlordose par exemple, ou pire encore, une colonne très droite, mais ne posent qu'étonnamment peu de problèmes à leurs propriétaires, seulement une embarrassante absence d'explication aux spécialistes.

Après tout la douleur est un "truc du cerveau", mais les scanners haute résolution à la pointe de la technologie seront sans aide si nous ne savons pas interpréter leurs images.

La mauvaise nouvelle est donc que ce livre ne tentera pas de vous aider à identifier les causes de votre mal de dos.

Il n'est pas non plus un manuel pour une nouvelle thérapie, ni un livre illustré donnant 10 exercices super-efficaces pour soulager le mal de dos. Les livres de ce genre ont inondé le marché depuis des décennies, alors que le pourcentage de la population souffrant du dos, et à l'affût du dernier et plus efficace exercice jamais conçu, pour le soulager, par des génies du marketing, a stagné ou augmenté dans la plupart des pays.

Nous avons besoin d'une approche systémique. Même si de nombreux experts de santé déclarent avoir une approche holistique, cela s'avère généralement faux. Une approche holistique ou systémique se doit de prendre en compte tout ce qui influence une personne.

Parfois, des muscles dysfonctionnels du mollet peuvent causer un mal de dos. Un thérapeute qui envisage cette possibilité réalise déjà un travail au-dessus de la moyenne pour aider son patient. Peut-être aussi prendra-t-il en compte l'alimentation.

Mais le mobilier, par exemple, est souvent oublié tout comme l'habillement. Une véritable approche systémique doit prendre en compte le fauteuil de voiture, la chaise de bureau, les chaussures, la ceinture et le matelas, parce que tous ces éléments influent directement sur la posture et la tension corporelle.

Quel est l'intérêt de faire une heure de sport quotidienne pour combattre le mal de dos si nous passons sept heures par jour dans une mauvaise position assise, si nous portons pendant dix heures des chaussures qui abîment le dos, et si nous dormons ensuite huit heures sur un matelas qui entretien l'avachissement ?

Plutôt qu'essayer des solutions rapides, ou de chercher un-exercice-un-seul pour tout résoudre, ce livre est votre guide pour identifier et éliminer le trop comme le pas assez depuis les chaussures, les vêtements, les chaises, jusqu'aux idées et habitudes qui empêchent chaque jour votre dos de guérir.

**Votre corps tente de se régénérer constamment. Il est programmé pour cela, laissez-lui une chance.**

## VOTRE HISTOIRE

Avant de continuer, s'il vous plaît regardez bien vos biceps. Contractez-les, relâchez-les, puis admirez-les. Vos biceps actuels sont bien sûr le résultat de la manière dont vous les avez utilisés par le passé. Que vous soyez un bodybuilder dévoué, un alpiniste, un employé de bureau, ou encore un fainéant notoire, la façon dont vous utilisez votre corps influence fortement votre capital génétique.

Ceci est vrai pour le corps tout entier. Votre corps raconte comment vous l'avez traité tout au long du chemin. Il vous en apprend beaucoup sur la génétique, mais aussi sur l'alimentation et l'activité physique.

La thèse centrale de ce livre est que votre mal de dos est soit causé, soit aggravé par la manière dont vous utilisez votre corps au quotidien.

Alors que votre corps essaie constamment de se soigner, il y a des chances que vous sabotiez sévèrement le processus de guérison. Dans la majorité des cas, vous le sabotez suffisamment pour rendre votre mal de dos chronique ou permanent.

Comme je vous l'ai fait remarquer précédemment, vous dormez sans doute sur un lit qui encourage une mauvaise posture ; vous portez probablement des chaussures qui génèrent des tensions dans votre cou et vos lombaires ; votre chaise, comme la plupart des autres chaises, vous fait sûrement vous effondrer en affaiblissant vos muscles dorsaux. Or, même si celle-ci vous permettait de prendre une bonne position assise, vous n'avez peut-être aucune idée de comment vous asseoir « convenablement ».

Toutes ces petites habitudes combinées représentent quasiment 24 heures par jour de mauvaise influence. Pour parler franchement, vous n'êtes pas seulement en train de coucher avec l'ennemi, vous marchez aussi avec lui, et vous êtes assis dessus.

C'est pourquoi, tant que vous n'avez pas pris la décision de gérer au quotidien ces risques pour votre santé, faire des séances kinésithérapie pour soigner votre mal de dos sera absolument inutile. Vous existez 24 heures par jour, 156 heures par semaine ; quelques heures de sport hebdomadaires ne sont que des gouttes d'eau dans l'océan.

Faire un pas en avant chaque jour est louable. Ce livre traite de la manière d'éviter d'en faire vingt-trois en arrière le reste du temps.

## LE DOCTEUR ET L'ÉLÉPHANT

Si votre dos vous fait vraiment mal vous devez bien entendu consulter un médecin. Aucun livre ni aucune méthode ne pourront jamais remplacer l'avis de votre médecin traitant. Certains troubles, comme un calcul rénal ou un disque déplacé, sont sources de maux de dos et sont trop dangereux pour être ignorés.

Cela ne signifie pas que le docteur devra vous opérer. En réalité, une récente étude allemande conduite à Düsseldorf a montré qu'environ la moitié de toutes les opérations du dos étaient inutiles – en tout cas pour les patients. Bien que cela ne fasse pas de mal d'avoir un second avis, vous devez en définitive faire confiance à votre médecin et suivre ses conseils.

Cependant, on peut avancer que les étudiants en médecine ne sont pas des spécialistes en santé mais plutôt en maladies. Les études médicales se concentrent davantage sur la manière de traiter les symptômes que sur le moyen de préserver la santé.

La santé – la vraie bonne santé - représente beaucoup plus que la simple absence de maux et douleurs. Etre véritablement en bonne santé signifie avoir de l'énergie et être capable d'utiliser son corps pour faire ce que l'on aime. Les gens en bonne santé se sentent forts, équilibrés et prennent du plaisir à utiliser leur corps pour le sport, le sexe et leur quotidien professionnel.

J'ai une règle personnelle : vous ne pouvez pas aider quelqu'un dans un domaine que vous ne maîtrisez pas vous-même. Si vous êtes obèse, ne soyez pas coach minceur. Si vous fumez, ne dites pas aux autres comment arrêter. Si vous avez constamment mal au dos, prenez soin de vous avant d'essayer de « guérir » les autres..

Si cette règle vous parle, vous devriez soigneusement sélectionner votre professionnel de santé. Etre compétent en maladies n'est pas la même chose que l'être en santé. C'est pourquoi un thérapeute en médecine alternative ou un coach peuvent jouer un rôle important dans le maintien de votre bonne santé.

Vous voudrez aussi que votre médecin soit honnête et franc avec vous. Si un éléphant se trouve dans la pièce, il doit absolument vous le montrer.

Par exemple, êtes-vous en surpoids ? Le politiquement correct freinera peut-être votre thérapeute à vous expliquer que l'obésité cause souvent des maux de dos ou du moins les aggrave. Notamment chez les hommes, le poids d'un gros ventre exerce une très forte pression sur la région lombaire. Oui, la vie est injuste : quand certains peuvent avaler d'énormes assiettes d'aliments frits sans prendre un gramme, pour d'autres, le simple fait de lire cette phrase les fait déjà grossir.

Aborder un problème de poids ne devrait jamais être fait dans le but de culpabiliser ou d'attrister quelqu'un. Cela n'a pas d'importance que vous soyez en surpoids à cause de la génétique ou de mauvaises habitudes alimentaires. Si vous êtes obèse, alors perdre du poids soulagera presque toujours votre mal de dos, conjointement à de nombreux autres bienfaits pour votre santé.

En cas de doute, demandez toujours l'avis de votre médecin. Les médias déforment notre perception du corps. Mesdames, vous n'êtes pas obligées d'avoir la minceur de Vanessa Paradis; Messieurs, vous devriez éviter de ressembler Gérard Depardieu.

Être obèse n'est pas le seul éléphant se trouvant dans la pièce (sans mauvais jeu de mot!). Vous êtes peut-être aussi fainéant. Si chaque jour de la semaine vous conduisez pour aller travailler, êtes assis devant un ordinateur toute la journée, rentrez à la maison pour manger, puis passer votre soirée devant la télévision, tout en traînant le week-end, ne cherchez pas plus loin. Certains nerfs, spécifiquement ceux situés en bas du dos, réagiront à l'inactivité et commenceront à vous faire ressentir des douleurs. Bien qu'il puisse y avoir d'autres causes vous n'en saurez rien, à moins d'adopter une dose quotidienne d'activités bénéfiques pour votre dos.

Cependant, certaines personnes ont le problème inverse. Si vous courez un marathon tous les jours, si vous êtes un déménageur professionnel, ou un carreleur, ou encore si vous exercez un métier incluant de la manutention, vous vous surentraînez peut-être chaque jour. Sans le repos nécessaire, votre corps va évidemment arrêter de fonctionner correctement à partir d'un certain temps.

Cela relève de la surprise pour de nombreux patients que fumer puisse être la source de maux de dos. Comme cela abaisse le niveau d'oxygénation du sang, fumer peut entraîner une dégénérescence discale due à une malnutrition. Des corrélations ont été mises en évidence entre le fait de fumer et une prédisposition aux hernies ou à une réduction de la hauteur des disques.

## INFLAMMATIONS VS.
## DOULEURS MÉCANIQUES DU DOS

Alors que ce livre se concentre sur les aspects mécaniques du mal de dos, une inflammation des tissus est une cause de douleurs au dos souvent négligée qui devrait être diagnostiquée.

Mais comment savoir si vous souffrez davantage d'une inflammation ou d'une douleur mécanique ? De manière générale, si vous souffrez particulièrement après une période d'immobilité, notamment pendant la nuit et au réveil, vos tissus peuvent être enflammés, et vous devriez envisager ceci comme une cause potentielle à investir.

Ce principe n'est pas une vérité absolue, mais comme être assis est une position immobile pour une majorité de personnes, cela induit mécaniquement des maux de dos.

Si vous supposez toutefois que votre mal de dos puisse être d'origine inflammatoire, consultez un médecin pour envisager une prescription de médicaments anti-inflammatoires, et soyez particulièrement vigilants quant à votre alimentation.

Tout de même, je vous suggère de suivre les recommandations de ce livre de la même manière, parce que rien n'y s'y trouve pour aggraver les choses, et que nous sommes sur le point de constater à quel point les douleurs mécaniques et inflammatoires du dos sont interdépendantes.

## STRESS

Bien que je ne sois pas un fan d'ésotérisme ni des théories non-prouvées, pour un individu, le lien entre l'état psychologique et le mal de dos est en dernier lieu une vérité anecdotique. Même si l'exacte relation entre stress et mal de dos saurait ne jamais être prouvée, il est un fait établi que la bonne humeur permet une plus grande tolérance à la douleur tandis qu'une mauvaise humeur produit l'effet inverse. Peu importe que vous croyez ou non que le stress et la mauvaise humeur puissent provoquer le mal de dos, vous pouvez sans risque affirmer qu'ils l'accentuent.

De telles prédispositions doivent donc être signifiées et traitées. Si vous n'en parlez pas à votre thérapeute, ce sont des éléphants invisibles, alors assurez-vous de lui donner toute l'information pour l'aider à résoudre le puzzle.

## TLPL (TROP LONG, PAS LU)

Votre corps possède la capacité naturelle de s'auto-soigner, autant pour une grippe que pour une coupure avec un couteau de cuisine. Une mauvaise posture ne sera pas toujours l'unique cause du mal de dos, mais elle entravera toujours le chemin de la guérison.

Même les meilleurs outils, utilisés de la mauvaise manière, finiront par s'abîmer. Votre corps de manière générale et votre dos en particulier ne font pas exception à la règle. La clé pour combattre le mal de dos ne se situe pas tant dans l'adoption de nouvelles habitudes (comme le sport, les massages…) que dans l'identification et l'élimination des habitudes qui sont les causes premières du problème. De telles habitudes renvoient à la posture, mais aussi à des chaussures ou un matelas inappropriés. Il est inutile de faire 1 pas en avant, si vous devez ensuite reculer de 23.

# 1
# COUCHER AVEC L'ENNEMI

*Rire et dormir sont remèdes à tout.*

Proverbe Irlandais

Comment un matelas mou accentue la voussure du dos et rend nerveux. La différence entre posture et structure corporelle. L'importance du tissu conjonctif.


## LE CHAÎNON MANQUANT :
## LE TISSU CONJONCTIF (FASCIA)

Médecins et cuisiniers partagent traditionnellement un mépris pour le tissu conjonctif. Les leçons d'anatomie consistent basiquement à le découper. Les étudiants peuvent ainsi connaître les origines et insertions (les extrémités) des muscles et voir à quels os ils sont rattachés.

Si vous cuisinez parfois de la viande, en fonction du morceau choisi vous remarquez différents « compartiments » d'un muscle ou d'un groupe de muscles, séparés par une mince pellicule blanche. Souvent cette pellicule s'épaissit vers sa fin, c'est alors que nous la nommons tendon. Les tendons sont très résistants et difficiles à mâcher, c'est pourquoi nous les découpons, et ainsi abandonnons le tissu conjonctif.

A moins que vous n'ayez le besoin désespéré d'une corde, le tissu conjonctif d'un animal mort n'est souvent que de peu d'usage.

Cependant, quand nous essayons de mieux comprendre les douleurs musculo-squelettiques, le mal de dos en particulier, le tissu conjonctif est généralement le lien manquant pour appréhender de façon satisfaisante la posture, la structure corporelle et le mouvement.

Le tissu conjonctif, comme son nom l'indique, connecte les choses entre elles. En fait, il connecte le corps entier. On en trouve autour des os, des organes internes, et bien sûr des muscles, tel le film alimentaire qui emballe la viande hachée. Si vous tournez les extrémités du film, il devient plus épais et solide. C'est alors que nous l'appelons tendon, et c'est ce tendon, ou fascia, non pas le muscle lui-même, qui relie les os. Le mouvement n'est donc pas seulement une affaire de muscles et d'os. Il s'agit de muscles, de tissu conjonctif, aussi nommé fascia, et d'os.

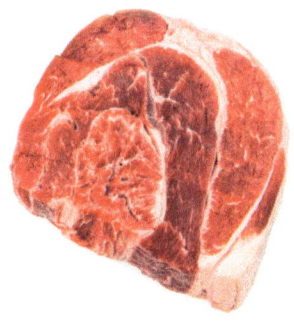

**Figure 1.1**
Ce morceau de bœuf montre parfaitement comment les fascias (les tissus blancs) entourent les différents muscles.

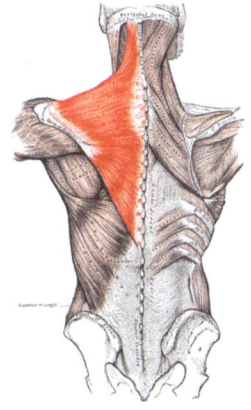

**Figure 1.2**
Le muscle trapèze.

Mais vos fascias jouent aussi d'autres rôles importants pour votre bien-être. En coupant un morceau de bœuf, vous vous apercevez que les muscles sont en principe étendus par-dessus ou juste à côté les uns des autres (Figure 1.1).

Les fascias séparent les muscles et leur permettent de travailler indépendamment. Pour cela, il se trouve un flux constant de lymphe entre les différents muscles qui réduit la friction des mouvements de toutes parts, de la même manière que l'huile facilite le mouvement dans un moteur. C'est du moins ce qu'il devrait être. Dans certains cas la lymphe sèche par endroits, rendant difficile ou impossible le mouvement indépendant des groupes musculaires adjacents.

Vous apprendrez dans ce livre plein d'autres choses fascinantes à propos des fascias, mais dans l'objectif de comprendre pourquoi un bon matelas est important, vous devez savoir que les fascias sont hautement malléables, et autant qu'ils forment le corps ils sont eux-mêmes formés par l'usage que l'on fait d'eux.

En d'autres termes, un échantillon de tissu conjonctif consiste en deux éléments qui varient en proportions en fonction de l'usage qui en est fait. L'un de ces éléments est la hautement élastique *élastine* ; et l'autre, le robuste *collagène*. Alors que le collagène est la principale protéine donnant sa force au tissu, la part d'élastine en détermine son niveau de flexibilité et d'élasticité. Imaginez la différence entre une petite ficelle et une grosse bande de caoutchouc.

La différence est très visible sur les épaules des gens et dans l'état de leur muscle trapèze en particulier. Le trapèze est un muscle triangulaire, il relie la base de votre crâne à votre omoplate et à votre colonne vertébrale (Figure 1.2). [3]

Chez certaines personnes ce muscle est agréablement décontracté, et la plupart du temps à peine visible. Alors que chez d'autres, plus âgées, qui portent souvent des sacs sur leurs épaules ou pratiquent

---

3   Dans l'objectif d'illustrer ce point, nous ne parlons que de la partie supérieure du mus-cle.

le body-building, le muscle est constamment sous tension et tire l'épaule en haut.

En fait, la majorité des gens perd la faculté de complètement relâcher les épaules aussitôt la vingtaine atteinte. Vous pouvez facilement dire si c'est le cas en observant les angles de leurs clavicules. Si elles sont parfaitement horizontales, les épaules sont réellement détendues. Toutefois, j'estime par mon expérience personnelle que pas plus d'un adulte sur dix possède des épaules vraiment reposées et fonctionnelles.

En position neutre, vos épaules ne devraient ni être tirées en avant par vos muscles pectoraux, ni en arrière, par vos trapèzes et muscles rhomboïdes, mais positionnées au milieu.

Cependant, un mauvais usage des épaules dans la vie quotidienne conduit généralement à un défaut de position, qui n'est alors plus neutre horizontalement ni verticalement, mais souvent tirée vers le haut et poussée en avant. Cela peut être la conséquence d'une épaule avancée en permanence pour écrire ou taper au clavier, ou montée pour lever un sac à main, un verre, une fourchette. (Figure 1.3).

Tenir ses épaules constamment levées et avancées mène le tissu conjonctif à s'adapter et se modifier. Voilà comment à cause d'un mauvais usage permanent, une mauvaise posture devient une mauvaise structure corporelle. Plus spécifiquement, porter un sac lourd sur une épaule conduira le tissu à augmenter son pourcentage de fibre collagène. L'épaule sera capable de tenir une position élevée plus longtemps, mais elle perdra une partie de sa mobilité et donc de son répertoire de mouvements.

Maintenant, imaginez un bossu. Non pas nécessairement le bossu de Notre-Dame, mais toute personne dont la tête n'est plus tout à fait reposée sur les épaules mais portée devant le corps. La relation entre la tête et le torse est une manière aisée de savoir si vous avez une bonne posture. Si vous observez les enfants, les jeunes et ceux qui sont encore assez chanceux pour avoir une bonne posture après leurs 20 ans, le centre de gravité du crâne est situé exactement au-dessus des épaules la plupart du temps.

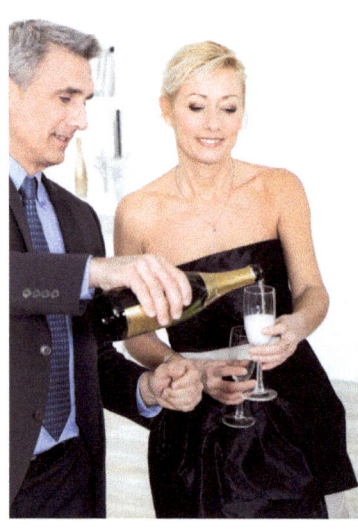

Figure 1.3

Ceci est un bon exemple du dys-fonctionnement des épaules chez l'adulte. Afin de tenir son verre, cette dame lève les épaules, et ses muscles trapèzes deviennent très visibles. Aussi, remarquez comme elle les pousse en avant. Ceci creuse le torse et génère une posture la-tête-en-avant.

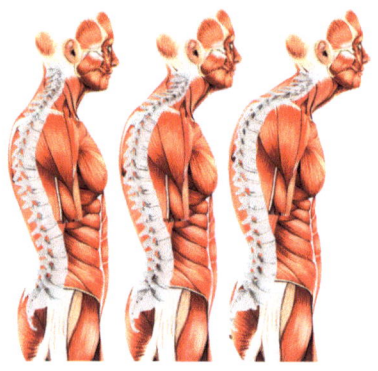

Figure 1.4

La posture tête-en-avant commence souvent au début de la vingtaine. Les muscles du cou doivent maintenant porter la tête au lieu de l'équilibrer, et l'effet de levier induit réclame un immense travail supplémentaire à ces muscles.

Aussi, remarquez comment le sternum est automatiquement poussé à l'intérieur quand la tête avance. Cela rend impossible l'obtention d'une respiration profonde et relaxée.

Ainsi, les muscles des épaules et du cou s'équilibrent, mais ne portent pas la tête. Toutefois, si nous gardons le dos courbé, la tête bascule en avant, et son poids total doit être en continu supporté par les muscles du cou en tension. (Figure 1.4).

Mécaniquement, quand la tête avance, le sternum rentre et le dos s'arrondit. Alors, de la même manière que le centre de gravité de la tête n'est plus positionné directement au-dessus des épaules, le centre de gravité de l'intégralité du torse n'est plus situé au-dessus, mais plutôt en avant du bassin. Cela crée un effet de levier à la jonction du bassin et du torse, autrement dit le bas du dos, aussi appelé région lombaire.

Bien que votre région lombaire soit parfaitement capable de supporter le poids de votre torse situé dessus, une contrainte prolongée ou permanente sur celle-ci peut blesser sa structure.

Si vous gardez le dos légèrement arrondi au quotidien, votre tissu conjonctif s'adaptera à cette posture, la fixera, puis vous contraindra à la conserver comme dans le cas de l'épaule.

C'est ainsi que la posture, la manière dont vous êtes positionnés dans l'espace à un instant donné, devient une structure corporelle. La structure corporelle est la forme générale de votre corps. Pendant que votre posture change en permanence, votre structure s'améliore ou se détériore, lentement. Vous pourriez dire que votre structure est votre posture par défaut, la position dans l'espace de votre corps quand « il ne fait rien ».

En résumé, nous développons tous notre propre structure corporelle avec la façon dont nous utilisons notre corps. Imaginez votre tissu conjonctif comme un filet sans fin s'étirant dans tout votre corps. Il entoure et connecte les os, les muscles et les organes. La structure corporelle est la somme des tensions contenues dans le tissu conjonctif qui nous déforme certes légèrement, mais continuellement, pour nous donner notre forme unique.

Observez ce jeu d'enfants constitué de bâtonnets et d'élastiques, comme les os et les tendons (Figure 1.5). Sa forme définitive est déterminée par la tension des élastiques.

Si l'un des élastiques est plus tendu ou relâché que d'habitude, toute la structure change de forme. C'est pourquoi la thérapie holistique,

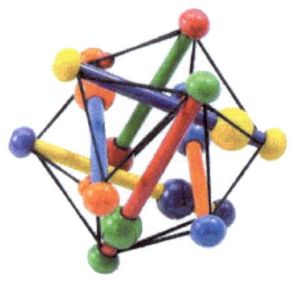

**Figure 1.5**

Ce jouet trouve sa forme avec la tension des bandes élastiques et la rigidité des « os ». Ceci est un exemple de tenségrité – terme mis en valeur par le célèbre architecte Richard Buckminster Fuller.

considérant le corps comme un tout, travaillera parfois sur votre jambe pour traiter votre dos. Il se pourrait simplement que l'un des muscles de votre jambe soit trop tendu, et par conséquent tire votre bassin dans une mauvaise position.

## DUR OU MOU – L'ENIGME DU VIEUX MATELAS

Les gens dorment en moyenne le tiers de leur vie, ou huit heures par jour. Ainsi le repos, temps de la guérison, rend vos habitudes nocturnes encore plus importantes pour votre bien-être.

Malheureusement, persiste l'idée erronée selon laquelle un lit mou est un lit confortable, et que vous devez utiliser un coussin bien rembourré sous votre tête. De nombreuses personnes renforcent donc leur mauvaise posture de la journée aussi la nuit. Ils font huit pas en arrière, plutôt qu'en avant.

La gravité et un matelas ferme combinés peuvent vous permettre de faire un bon entraînement postural nocturne, si vous les y autorisez. J'expliquerai ceci dans la prochaine section, quand je traiterai les différentes positions pour dormir. Le point que je veux faire ressortir ici est d'ordre anatomique et physique.

Ceux qui se convertissent à un matelas plus ferme rencontrent souvent des bénéfices inattendus. Ils dorment plus profondément et bougent moins la nuit. Avec un futon, vous pouvez vous réveiller dans la même position que celle où vous vous êtes endormis.

Ce bienfait n'est pas juste mécanique, il concerne aussi votre système nerveux qui est naturellement obsédé par sa recherche d'équilibre et de stabilité. Pour comprendre le bienfait d'un matelas ferme, tentez de tenir l'équilibre avec un seul pied appuyé sur un matelas ou un canapé mou. Faites attention à ne pas vous blesser !

Maintenant, toujours sur une jambe, essayez de garder l'équilibre sur un sol en bois. Vous réaliserez que ce dernier test est beaucoup plus facile, et vous permet de vous détendre bien plus que le premier – parce que *la stabilité provient de la résistance*. Plus le support est dur, mieux il porte votre poids, et les petits mouvements que vous faites pour garder l'équilibre sont plus efficaces.

Quand vous êtes allongés, une surface ferme provoquera le même genre de signal rassurant pour votre cerveau. Ces informations disent à votre cerveau que vous êtes stable, et non pas la même chose que si vous glissiez de votre lit ou tombiez d'un arbre. Les petites choses de ce genre étaient autrefois des atouts majeurs pour la survie.

Voilà pourquoi un futon rassure votre système nerveux, et un matelas d'eau le rend confus.

Si vous observez à quel point vous gardez le corps détendu quand vous êtes appuyés sur un sol dur, en comparant votre équilibre sur une surface molle, vous sentirez une grande différence.

De la même manière, votre corps ne sera pas capable de se détendre complètement sur une surface souple. La tension résiduelle dans les muscles est appelée stress, ce dernier empêche le sommeil réparateur.

## DORMIR SUR LE DOS

Avec le temps, la plupart des gens tendent à arrondir le dos et les épaules. Particulièrement durant la journée où les mauvaises chaises, les chaussures, et une mauvaise position assise encouragent à se tenir en bossu. Imaginez maintenant un bossu qui s'en irait dormir, sur son dos, sur un matelas mou.

La personne va simplement couler dans son matelas, parce qu'il est mou et incapable d'offrir aucune résistance. Donc le dos arrondi et la posture convexe se prolongent exactement de la même manière (Figure 1.6). Nombreux sont ceux qui rendent les choses pires en ajoutant un épais coussin. Visualisez la posture de quelqu'un dormant sur un matelas mou avec un oreiller sous la tête. Pivotez mentalement l'image de 90 degrés, et observez qu'il s'agit de la position horizontale du bossu de Notre-Dame (Figure 1.8 –gauche).

Sur un matelas dur, tel un futon, les choses se passent différemment. Sans l'absence de soutient du matelas mou qui vous laisse vous « noyer » dedans, la forme convexe d'un dos arrondi sera étirée dans une posture plus plane et plus alignée par la gravité. Avec un coussin extra-plat, ou sans coussin du tout, vous gagnerez un étirement postural gratuit toute la nuit, offert par votre vieille amie, la gravité. Retournez à nouveau cette image dans votre esprit ; vous voyez une personne avec une bonne posture (Figure 1.8 droite).

Le coussin dont vous n'avez plus besoin pour votre tête pourrait servir sous vos genoux. Cela provoque une meilleure détente des lombaires. Certains auront l'obligation de plier les genoux pour soulager la tension sur la région lombaire, notamment ceux souffrant déjà du dos. Ils pourraient aussi faire un exercice[4] que

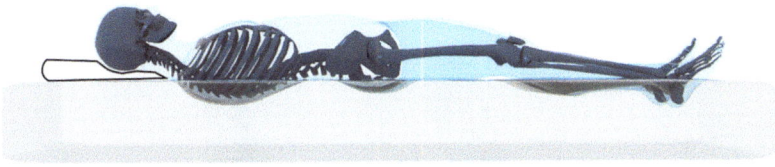

**Figure 1.6**

Bossu la journée, bossu la nuit : un matelas mou et un oreiller encouragent l'avachissement aussi la nuit. Maintenir huit heures de plus un dos arrondi et une tête avec les épaules avancées rendront cette posture permanente. Cela deviendra votre structure corporelle. En faisant mentalement pivoter cette posture de 90 degrés, vous verrez mieux encore son aspect néfaste.

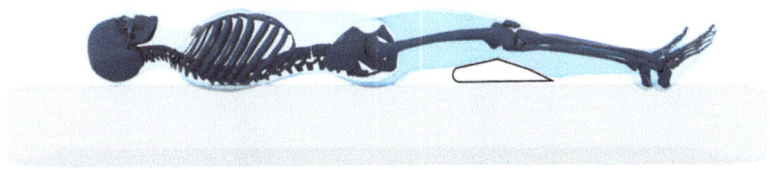

**Figure 1.7**

Un matelas dur donne le résultat opposé. La gravité tire les épaules arrondies vers le bas, dans une position correcte toute la nuit. Sans oreiller, la tête se positionne d'elle-même au-dessus du torse. L'oreiller sous les genoux permettra de soulager la région lombaire.

---

4   https://youtu.be/MjpHQq2yd10

j'explique sur ma chaîne YouTube, afin de détendre le bas du dos en position allongé.

Ce point de vue ne remporte pas les suffrages des vendeurs de matelas, car fabriquer un matelas dur est assez facile. Que vendrez-vous alors aux clients ? Comment pourrez-vous vendre des matelas à ressorts, ou de la mousse à mémoire de forme qui augmente les prix des matelas ?

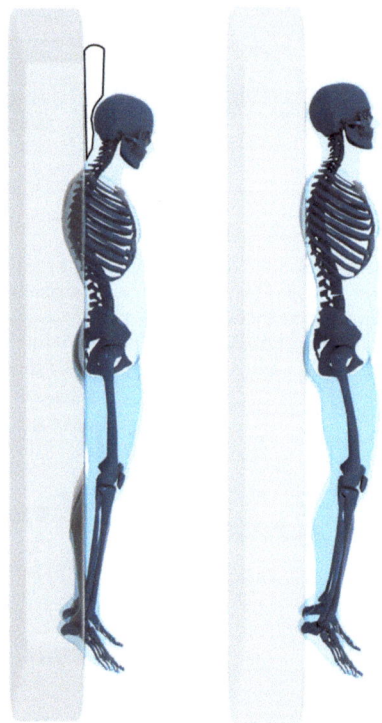

**Figure 1.8**

Comment de petits changements font une grande différence à long terme. En tournant la position de nuit de 90°, voyez quelle grande différence existe entre un matelas dur et un matelas mou.

## DORMIR SUR LE CÔTÉ

Bien sûr, nous voyons souvent des images de personnes dormant sur le côté, et entendons l'argument que la colonne vertébrale a besoin un support pour rester droite.

Un test très simple vous permet de vérifier cette affirmation. Allongez-vous sur le côté sur un sol dur, et vérifiez que votre cou est suffisamment soutenu. Cette fois vous avez bien sûr besoin d'un oreiller. Pour soutenir votre cou, ou vos vertèbres cervicales, votre oreiller devrait être aussi épais que votre épaule est large.

C'est probablement ici que vous saisissez pourquoi votre oreiller est inutile. Alors qu'il est probablement trop épais pour y poser votre tête quand vous dormez sur le dos, il est maintenant également trop fin pour la soutenir quand vous êtes allongés sur le côté.

Enfin, maintenant que vous avez stabilisé votre tête, regardons si votre colonne vertébrale a besoin d'un soutien particulier pour rester droite. Quelle quantité de force faut-il déployer pour maintenir la colonne bien alignée ? La réponse est bien entendu aucune, qui répond aussi à l'éventuelle nécessité d'un matelas spécial pour votre dos.

Si vous dormez sur le côté, ne jetez pas vos vieux coussins, vous pourriez apprécier de les placer entre vos genoux (Figure 1.9).

Dormir sur le côté est la deuxième meilleure façon de dormir après sur le dos. Les femmes peuvent rencontrer un inconfort sur un matelas très dur, si le haut du fémur (la hanche) n'est pas assez « amorti » par la matière. Des hanches larges peuvent aussi créer un désagrément si elles vont de pair avec des épaules étroites, même si cela ne concerne que peu d'individus.

Dans tous les cas, une grande partie du poids du corps repose sur une épaule quand on dort sur le côté. Il serait bon d'éviter cela, spécialement en cas de douleurs au cou ou à l'épaule.

Petite mise en garde, certaines personnes ont des situations médicales qui leur requièrent de dormir dans un lit spécial. Si tel est votre cas, ignorez s'il vous plait ces explications générales et suivez l'avis de votre médecin.

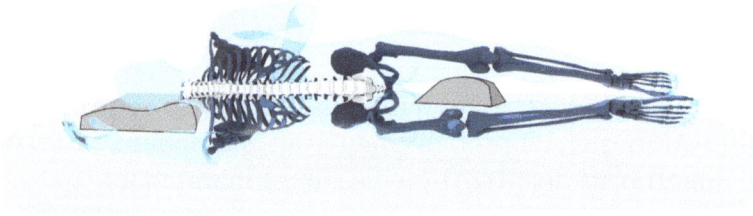

**Figure 1.9**

Quand vous dormez sur le côté, assurez-vous d'utiliser un oreiller ferme qui maintient votre tête alignée à votre colonne vertébrale. Aussi, un coussin entre les genoux détendra généralement la région lombaire.

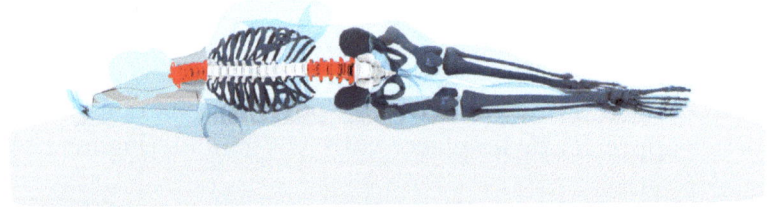

**Figure 1.10**

Être allongé sur le côté avec un oreiller mou va tirer sur votre cou toute la nuit. En particulier si vous avez des hanches larges, un coussin entre les genoux peut s'avérer essentiel.

## DORMIR SUR LE VENTRE

Je ne m'étendrai pas sur la position à plat ventre pour dormir, vous devriez en principe l'éviter parce qu'elle exerce toujours une contrainte sur votre nuque. Toutefois, si elle est la seule position dans laquelle vous pensez pouvoir vous endormir, vous pouvez essayer de mettre un coussin sous votre bassin et sous vos chevilles.

Une personne qui change son matelas mou pour un matelas ferme sentira souvent quelques muscles douloureux au départ. C'est en fait un bon signe, c'est le résultat de l'entraînement que la gravité vous fait faire pendant votre sommeil, et une séance de huit heures peut représenter un vrai challenge au départ. D'autant que plus votre dos s'arrondit, plus vos tissus travaillent. Parfois, dans ce cas, un changement progressif constitue la meilleure stratégie, car plus facile à supporter.

## TLPL

Le tissu conjonctif s'adapte à une posture pauvre et génère une mauvaise structure corporelle. Cette structure consiste généralement en un dos courbé et une tête portée trop en avant.

En dormant sur le dos, un matelas mou encouragera cette forme convexe, en favorisant une mauvaise posture toute la nuit, et constituant alors un cercle vicieux. Un épais coussin sous votre nuque rendra les choses encore pires, en poussant votre tête toujours plus en avant de vos épaules.

Sur un matelas ferme, la gravité tire le corps vers le bas et l'étire dans une position plus alignée, plus naturelle chaque nuit. Sans oreiller, sinon un très mince, votre tête retrouvera sa place naturelle au-dessus de vos épaules et détendra les muscles du cou.

De surcroît, un matelas ferme offre une meilleure stabilité au corps, permettant ainsi au système nerveux de savoir comment il se situe dans l'espace et d'être assuré que vous ne tombiez pas du lit (ou d'un arbre!). Cette garantie est essentielle pour le système nerveux, qui transforme alors les résultats en un sommeil plus profond et détendu.

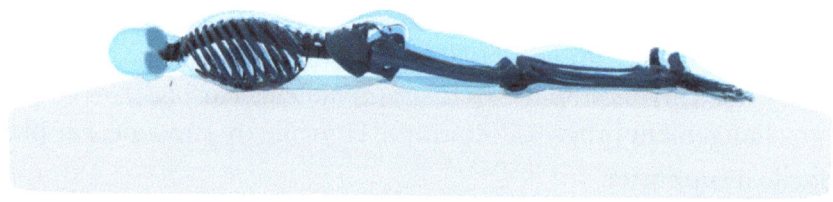

**Figure 1.11**
Dormir sur le ventre exerce beaucoup de contrainte sur votre cou et devrait être évité.

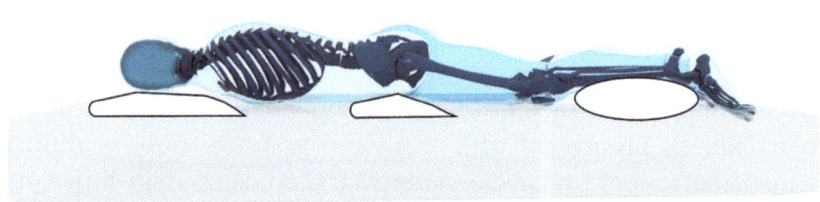

**Figure 1.12**
Placer un oreiller sous le bassin et les chevilles permettra d'avoir les mollets plus relâchés et soulagera le bas du dos. Un autre oreiller sous le sternum pourrait soulager les tensions du cou, à condition d'être mince.

# 2
# ESSAYEZ DE MARCHER AVEC CES CHAUSSURES

*J'ai deux docteurs, ma jambe gauche, et ma droite.*

G.M. Trevelyan

Introduction au principe de la ligne ZigZag. Comment les chaussures conditionnent votre posture. Pourquoi même de petits talons sont néfastes pour votre santé. Encore d'autres problèmes créés par les chaussures.

## LE PRINCIPE DE LA LIGNE ZIGZAG

Bien sûr la longueur compte ; la largeur semble aussi compter. Mais peu importe. Introduits par la noblesse européenne au 18ème siècle, les talons étaient d'abord portés par des hommes à la cour. La mode a rapidement gagné les femmes, et il est encore normal aujourd'hui d'acheter des chaussures à talons.

Depuis les talons de 15 mm sous les chaussures d'hommes d'affaires, jusqu'aux extravagantes Stilettos de 18 cm, les fabricants de chaussures continuent à montrer leur sens de la mode tout en démontrant leur méconnaissance des problématiques de santé.

Pour comprendre pourquoi les talons sont si nocifs, vous devez d'abord savoir vous tenir debout correctement. Si vous observez le profil d'un squelette humain et ses articulations, une personne avec une bonne posture ressemblera quelque peu à un accordéon. Si vous imaginez une ligne verticale centrale traversant son corps, similaire à la mèche d'une bougie, vous verrez que les chevilles et le bassin sont placés légèrement derrière la ligne, alors que les genoux et le centre de gravité du torse se situent juste en avant de celle-ci. La tête reste parfaitement au centre. Cela fait sens en considérant les muscles qui permettent de se lever : mollets, cuisses, fessiers et muscles longeant la colonne vertébrale. Ces muscles sont conçus pour ouvrir les articulations, et ainsi pousser le corps vers le haut.

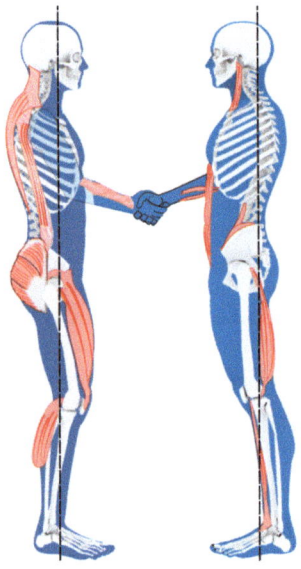

**Figure 2.1**

De petits changements peuvent faire de grandes différences : la personne à gauche se tient correctement en position zigzag, alors que la personne à droite tend trop ses genoux. Cela se conclut par la tête et le bassin poussés trop en avant - puis en douleurs.

Quand une personne se tient pieds-nus en légère ligne ZigZag, ses articulations sont parfaitement alignées pour laisser les muscles résister à la gravité et maintenir la station debout. L'angle entre le bassin et la cage thoracique permet aux organes internes d'avoir le maximum d'espace pour fonctionner.

Quand une personne souffre à cause d'un dos vouté, souvent combiné à une posture la-tête-en-avant et à des genoux en hyperextension, cela modifie non seulement la position des articulations mais aussi les muscles que la personne utilise pour tenir debout.

Les muscles antagonistes à ceux qui nous permettent de tenir debout sont ceux qui ferment les articulations : les ischio-jambiers, les psoas-iliaques (qui fléchissent la hanche) et les abdominaux ou grands droits de l'abdomen.

Une mauvaise posture caractéristique provient de genoux trop tendus et d'un bassin placé en avant du corps. C'est une posture typiquement masculine, que vous pouvez reconnaître au fait que lorsqu'ils se tiennent debout ou marchent, les gens avec ce type de structure corporelle ont habituellement les deux pieds tournés vers l'extérieur, un peu comme Charlie Chaplin.

Dans ce cas, ce ne sont pas vos muscles dorsaux mais les muscles de votre abdomen et particulièrement les *rectus abdominis* qui tiennent votre torse dressé. Comme vous le savez déjà, les *rectus abdominis* tendus vous empêchent de respirer, mais ce n'est qu'une des raisons pour lesquelles vous ne devriez pas utiliser vos muscles fléchisseurs pour tenir debout.

Dans la cas d'un dos très courbé, bien que les muscles du dos conçus pour vous tenir droit fassent leur travail, l'effet de levier de votre poids de corps est tel que ces muscles doivent maintenant forcer beaucoup plus que ce pourquoi ils ont été prévus. [5]

---

5  J'espère que Richard Dawkins et Charles Darwin me pardonneront d'utiliser ce raccourci intellectuel, et je rassure le lecteur que je suis conscient que nous n'avons pas été "crées" mais avons évolué jusqu'à notre forme actuelle.

En architecture, la statique est la science qui étudie comment un immeuble s'élève et résiste à la pesanteur. Le corps humain fait face aux mêmes défis et obéit aux mêmes lois.

## COMMENT LES TALONS PERTURBENT L'ALIGNEMENT NATUREL DU CORPS

En géométrie, trois points forment une surface. C'est pour cette raison qu'une table à trois pieds sera stable sur presque toutes les surfaces. Si elle n'avait que deux pieds, elle aurait tendance à tomber. Une table avec quatre pieds ne tombera pas, mais elle sera bancale sur un sol inégal.

Le pied humain a besoin de trois points de contact avec le sol : le talon et les deux tampons, l'un situé à l'extérieur juste derrière le petit orteil, et l'autre à l'intérieur derrière le gros orteil, qui touchent le sol quand nous sommes debout (Figure 2.2). Quand on se tient ainsi, notre ligne-mèche verticale réalise un angle parfait à 90° avec le sol.

Comparée à notre taille, la surface sur laquelle nous nous dressons est très petite, nous sommes en fait des gratte-ciels. Maintenant, imaginez qu'un gratte-ciel doit être bâti sur le flanc d'une colline ou d'une montagne, sans niveler le terrain. Vous obtenez une nouvelle tour de Pise – mais pas pour très longtemps.

A cause de la taille relative d'un corps humain, nous rencontrons une problématique très similaire. Un talon modifie l'angle de la surface sur laquelle nous nous appuyons. Si vous mesurez 1,80m et que la distance entre votre talon et l'avant du pied est de 15 cm, le haut de votre tête avancerait de 12 cm avec un talon de 1 cm seulement.

De la même manière, si vous mesurez "seulement" 1,60m, avec de plus petits pieds (10 cm de longueur entre le talon et l'avant-pied), mais que vous portiez des talons de 4 cm, l'angle avec le sol ainsi augmenté déplacerait votre tête en avant d'une folle distance de 48 cm au point le plus haut (Figure 2.4). Mais ce serait seulement si vous gardiez votre parfaite susmentionnée posture ZigZag, ce que vous ne pourrez bien entendu pas faire, sinon vous tomberiez.

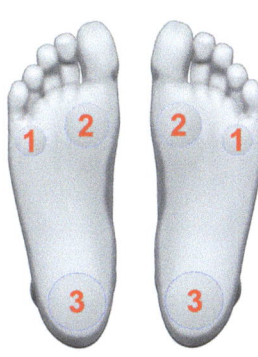

**Figure 2.2**

Il y a trois points de contact entre vos pieds et le sol. Des arches relient ces points.

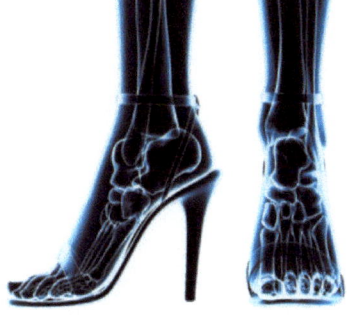

**Figure 2.3**

Les talons hauts exercent une grande pression sur vos pieds. Ils sont aussi la cause de gonflements et de maux de dos. Il faut donc choisir entre avoir de belles chaussures ou de beaux pieds.

En réalité, votre corps compense alors l'angle non naturel de votre pied, parfois en poussant le bassin en avant et en arrondissant le dos, plus souvent en utilisant davantage les muscles dorsaux pour redresser votre colonne. Cela ressemble à une bonne posture, mais il existe alors une mauvaise tension, à la fois sur les disques et les muscles, qui conduira systématiquement à la douleur, ne serait-ce que par fatigue.

Il est alors particulièrement ironique de voir des personnes proposer des leçons sur la manière de bien se tenir avec des chaussures à talons. Ce serait la même chose que « *Le Rôle de l'Arsenic pour un Régime Santé* ».

Les talons hauts ne sauraient être un problème si nous ne les portions qu'occasionnellement. Le corps peut s'adapter à de multiples situations sans avoir à subir de dégâts à long terme. Mais que se passe-t-il quand nous restons penchés dix heures par jour, chaque jour de l'année ?

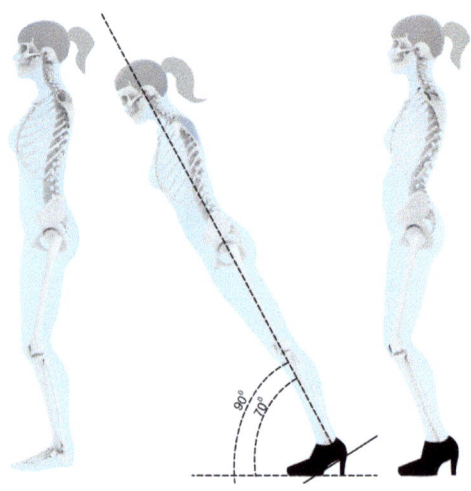

**Figure 2.4**

Il y a un angle de 90° entre vos pieds et le sol. Quand on se tient debout correctement cela permet un alignement parfait du corps. Mais les talons soulèvent artificiellement le pied, tandis que l'avant du pied reste en contact avec le sol. Un angle non naturel est ainsi créé pour lequel le corps doit compenser pour ne pas perdre l'équilibre. Cela génère une plus forte pression sur le bas du dos et tend trop fortement la colonne vertébrale.

Eh bien, cela déforme non seulement vos pieds (Figure 2.3), et par suite votre corps entier. Votre bassin, formé comme un profond bol, est conçu pour accueillir et donner de l'espace à votre système digestif et à vos organes reproducteurs. Pour chaque partie du corps, donc des organes, la machine fonctionne mieux quand tout est à sa place, i.e. "dans le bassin". Quand elle est inclinée trop longtemps en avant ou en arrière, toute la tuyauterie reste comprimée et tend à perdre l'efficacité de son fonctionnement.

De manière très similaire, vous savez déjà qu'arrondir le dos pousse les épaules en avant et déplace le sternum à l'intérieur. Celui-ci empiète alors sur l'espace dont vous avez besoin pour votre estomac et votre cœur. A nouveau, c'est à éviter.

Avec le temps, le corps s'adapte et la « déformation » qu'il subit devient une posture personnelle. Ceci explique pourquoi dès lors qu'ils recommencent à marcher avec des chaussures plates, certains font face à des désagréments tels que des muscles douloureux ou des maux de dos. Mais comme avec un matelas plus adapté, c'est souvent une phase de transition qui démontre à quel point le corps s'était habitué à être courbé.

Par mon expérience de thérapeute, j'ai pu constater ce que de mauvaises chaussures font subir à ceux qui les portent tous les jours. Souvent les gens et spécialement les femmes ne réalisent pas comme il est contradictoire de travailler avec des talons, et de suivre en parallèle des séances de massages ou de sport pour se débarrasser de leur mal de dos.

Si vous êtes dotés d'une bonne proprioception (la sensation de votre corps) et êtes habitués à porter des chaussures saines, vous remarquerez immédiatement comment même de petits talons sont néfastes pour votre équilibre.

Il est particulièrement intéressant de voir ici que non seulement les magazines de mode mais souvent aussi les professionnels de santé proclament « qu'il est bon pour atténuer (ou guérir) le mal de dos de porter des petits talons ».

Quand on entend des déclarations telles que celle-ci, il est toujours amusant de poser une simple question. Donc, si de petits talons sont bons pour le dos, alors, certainement, être pieds-nus serait mauvais ? Humm…

Même si nous admettons que certains talons puissent être bénéfiques en quelques cas, comment calcule-t-on alors la bonne hauteur ? Quelle formule détermine que 2 mm seront insuffisants, mais 4 cm beaucoup trop grands ? Comment la formule change avec chaque personne, quelles en sont les variables ?

Aussi, comment se fait-il qu'après des milliers d'années d'évolution, nous aurions besoin de talons pour jouir d'un corps pleinement fonctionnel ?

Pour être tout à fait franc, je crois qu'un thérapeute (non pas un médecin, qui fait autre chose), ou un expert en posture portant des talons (ou des baskets), n'a même pas commencé à réfléchir à adopter une bonne posture au quotidien. Porter des talons n'est dans cet objectif qu'un non-sens.

Avant de terminer ce paragraphe sur les talons, j'aimerais vous proposer un petit exercice pour vous montrer comment quelque chose qui paraît agir uniquement sur les chevilles affecte en réalité votre corps entier.

**Exercise:**

Mettez-vous pieds-nus, puis déposez un livre sur le sol (d'environ deux centimètres d'épaisseur). D'abord, mettez-vous à côté du livre, en une position debout détendue, avec la tête droite et les yeux qui regardent l'horizon. Ouvrez et fermez doucement la bouche, notez à quel endroit vos dents du haut rencontrent celles du bas.

Ensuite, répétez l'exercice cette fois avec vos talons appuyés sur le livre, comme si vous portiez des chaussures. A nouveau, ouvrez et fermez la bouche, comparez le point de contact entre les dents.

Essayez cela maintenant.

Oui, bien que les deux positions vous permettent de regarder droit devant et d'avoir le crâne incliné de manière identique, toute la statique corporelle est modifiée, et même votre mâchoire ne fonctionne plus tout à fait pareil. Pensez alors à la différence provoquée pour votre bassin et votre colonne vertébrale.

Si vous n'êtes pas trop timide, vous pouvez réaliser cet exercice en sous-vêtement et photographier votre profil. Comparez la forme de votre colonne ou la longueur et l'angle de votre cou. Vous serez surpris.
Si seulement les mauvaises nouvelles à propos des chaussures s'arrêtaient ici... Hélas, nous ne faisons que commencer.

## SREC – LA TECHNOLOGIE DES FORMULE 1 DANS VOS PIEDS

Quelqu'un eut une brillante idée en Formule 1. Pourrions-nous emmagasiner une partie de l'énergie du freinage et la restituer à l'accélération ? Le Système de Récupération d'Energie Cinétique (SREC) réalise justement ceci : il stocke momentanément l'énergie du freinage pour un usage ultérieur lors de l'accélération. Cela peut être obtenu mécaniquement en utilisant un volant d'inertie ou électriquement avec un condensateur. Il n'y a pas besoin ici de rentrer dans des détails mécaniques, mais saviez-vous que vos pieds (et mollets) ont été conçus pour agir tels des SREC mécaniques ? Il est vraiment dommage que la majorité des chaussures empêche le fonctionnement de ce merveilleux mécanisme.

Si vous êtes toujours pieds-nus, faites la chose suivante. Placez votre pied sur une feuille de papier et tracez-en le contour avec un crayon. Quand vous avez fait cela, attrapez les chaussures que vous portez le plus souvent et placez-les sur la même feuille, tracez-en le contour aussi. Ceci fait rire beaucoup de gens, particulièrement les femmes ou les hommes d'affaires italiens. Il y a des pièces d'habillement qui ne sont assurément pas taillées pour le corps humain.

Votre pied comme vous le voyez certainement s'élargit vers les orteils, alors que la plupart des chaussures sont pointues. Oui, si les fabricants de chaussures appliquaient leur génie à produire des casques de motos, nous aurions des têtes en forme de pyramides. « Eh bien, qui s'en soucie, pourraient-ils dire,  n'est-ce pas joli ? »

Mais porter des chaussures faites pour des extra-terrestres n'apporte pas que des douleurs. Si vous observez votre pied, vous verrez 26 petits os, beaucoup de muscles et de tissu conjonctif (Figure 2.5). Tout cela est particulièrement utile dans un pied pour absorber, emmagasiner et restituer l'énergie cinétique.

Comme un morceau de caoutchouc, votre tissu conjonctif est élastique. Quand on l'étire, il emmagasine de l'énergie.

Les trois appuis sur lesquels vous vous tenez debout sont reliés par des voutes : la plus prononcée est située à l'intérieur, une autre plus plate mais néanmoins importante à l'extérieur, et une troisième située entre les points tampons interne et externe. Quand vous transférez le poids de votre corps sur le pied, cette structure d'os et de tissus absorbe une partie de l'énergie dans le tissu conjonctif (Figure 2.6). Les voutes s'aplatissent, les tissus du pied et du tendon d'Achille se tendent. Lorsque vous avancez, l'énergie cinétique est ensuite restituée. [6]

Vous pouvez constater ceci par vous-même en observant comment votre pied s'écarte légèrement quand vous réceptionnez un petit saut en avant sur une jambe.

Imaginez quelqu'un en train de dribbler. A chaque fois que son pied touche le sol, il se déforme légèrement et l'énergie stockée le pousse en avant. S'il ne peut pas se déformer parce qu'il est trop dur, il se brisera ou craquera comme du verre. S'il est souple comme une balle en mousse, il absorbera alors beaucoup d'énergie et rebondira peu.

Voilà pourquoi vous devriez toujours essayer de marcher, voire courir un peu, avec des nouvelles chaussures avant de les acheter. C'est là seulement que vous saurez si la chaussure est assez large pour permettre au pied de s'aplatir. Car, si elle ne l'est pas, non seulement votre pied butera systématiquement sur les bords, mais vos tissus perdront de leur souplesse et de leur capacité à absorber de l'énergie. Un peu comme si vous portiez des chaussures de skis à la place de pantoufles.

Les gens qui vieillissent sont de plus en plus effrayés par l'idée de tomber, et cela devient de plus en plus difficile pour eux de maintenir un bon équilibre.

---

6   Vous trouverez plus d'explications sur le SREC humain dans cette vidéo YouTube: https://www.youtube.com/watch?v=JJZk3PB5Ulg

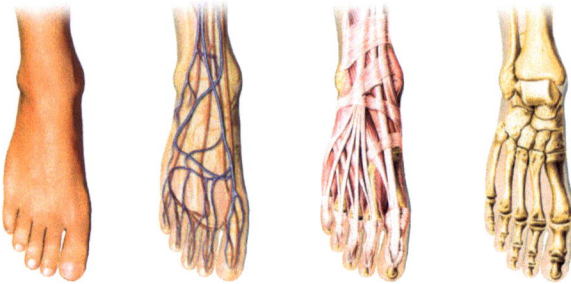

Figure 2.5

Le pied humain est un bel et complexe assemblage de muscles, d'os et de tissu conjonctif. Il est un absorbeur de chocs naturel qui n'a besoin d'aucune aide de la part des industriels de la chaussure. Il fera son travail parfaitement, à moins d'être restreint dans ses fonctions par des chaussures étroites aux semelles épaisses.

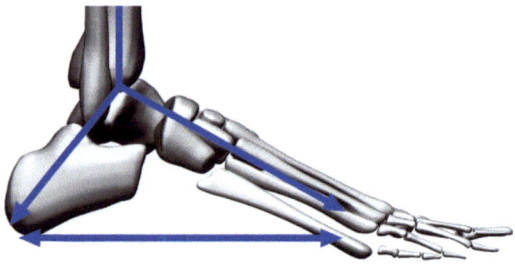

Figure 2.6

Chaque pas est une petite chute. Si vos talons touchent le sol en premier, le choc ne peut être absorbé. Cependant, en touchant d'abord le sol avec l'avant-pied, les voutes plantaires s'élargissent et absorbent l'énergie. Cette énergie vous pousse en avant et vous aide pour le pas suivant. Voilà comment obtenir une démarche naturelle efficace.

Lorsque vous vous tenez debout sur une jambe, vous pouvez sentir tous les petits mouvements musculaires que votre cerveau demande à votre pied et jambe dans le but de vous faire garder l'équilibre. Bien sûr, si votre jambe et votre pied ont été plâtrés pendant des semaines ou enfermés dans des chaussures étroites pendant des décennies, l'atrophie résultante rendra plus compliqués ces petits ajustements. Donc, un pied sain et souple ne vous permet pas seulement d'éviter la douleur et de marcher correctement, il vous aide aussi à garder votre équilibre et prévient les chutes futures.

De manière générale vous devriez éviter de lacer vos chaussures trop serrées, cela ne ferait qu'empirer les choses.

## COMMENT VOS CHAUSSURES VOUS « AVEUGLENT »

Le célèbre écrivain anglais Douglas Adams a donné à l'un de ses personnages les fameuses « lunettes anti-panique ». Dans les situations risquées elles s'opacifient entièrement, permettant au héros de conserver un admirable sang-froid face au danger survenant.

Votre rétine contient plus de cent millions de récepteurs, appelés bâtons et cônes, qui vous permettent de percevoir l'environnement. Quelle quantité de votre résolution naturelle seriez-vous prêt à abandonner ?

C'est évidemment une question stupide, nous voulons tous conserver une parfaite vision, ce qui est après tout un facteur clé de survie. Aussi, parce que couplée à l'oreille interne et au pied, elle aide le corps à conserver l'équilibre et lui évite ainsi de tomber.

Cependant, la vision décline souvent avec l'âge, tout comme la qualité des informations transmises par l'oreille interne.

Le toucher, l'information haptique, ne souffre pas du même taux de dégénérescence. L'information haptique devient donc de plus en plus importante en vieillissant.

Vos pieds sont particulièrement doués pour cela, possédant une estimation allant de cent à deux cents mille terminaisons nerveuses par plante. Ces terminaisons envoient des informations très précises à votre cerveau sur la nature du sol où vous vous tenez. Il analyse en retour ces données et prend des décisions informées sur la meilleure manière de conserver votre équilibre.

A moins, bien sûr, que vous ne portiez des chaussures équivalentes aux lunettes anti-panique ! Des chaussures dont les semelles empêchent vos terminaisons nerveuses de sentir quoi que ce soit par leur vertu d'être si épaisse et/ou dure qu'aucune information ne passe à travers.

C'est le cas de 99% des chaussures sur le marché. Leurs épaisses semelles vous aveuglent, en limitant la capacité de vos terminaisons nerveuses à collecter des informations sur la nature du sol sur lequel vous reposez. Imaginez ce que cette absence d'information depuis vos pieds produit dans la partie du cerveau prévue à cet effet. Il est probable que cette zone ne grandira pas.

Il est souvent avancé que vous avez besoin de bonnes semelles pour protéger vos pieds. Vous n'en avez pas besoin si vous avez des pieds sains. De minces et résistantes semelles font un très bon travail de protection du pied, tout en lui permettant de sentir en même temps le sol.

Certaines chaussures vont encore plus loin dans la détérioration de votre corps. Non seulement elles agissent comme une gaine pour votre pied mais aussi pour vos chevilles. Ceci se produit quand votre chaussure est plus haute que votre cheville, et plutôt serrée. A moins que le temps ne le rende nécessaire, pour garder un pied et une jambe souple vous devriez toujours éviter les chaussures plus hautes que vos chevilles. Les bottes inhibent le mouvement naturel des chevilles.

Bien sûr, vos chevilles ne sont sans doute pas conçues pour supporter le couple qui s'exerce dessus quand vous skiez. La situation change pour une randonnée. La majorité des chaussures de marche "protègent" la cheville en utilisant une solide lanière, et les gens tendent à serrer les lacets pour éviter à la cheville de se vriller en marchant.

Je suis d'accord que cela fonctionne, mais alors ne serait-il pas plus sûr de faire une randonnée en fauteuil roulant pour protéger les genoux et avec une minerve pour protéger le cou ?

On pourrait répondre que cela réduirait significativement l'intérêt de randonner… mais tout dépend. Si votre seul objectif est d'aller d'un point A à un point B, vous avez raison et vous ne risquez pas de blesser vos genoux ni votre cou. Toutefois, si pour vous marcher veut dire pratiquer une activité de santé, pourquoi exclure les chevilles de la fête ? Vous êtes supposés exercer tout votre corps, pourquoi alors enfermer vos chevilles dans une boite ?

Si vous amputez la fonction d'une articulation majeure dans le procédé de la marche, pouvez-vous vraiment espérer que tout le mouvement soit complètement naturel ?

## COMMENT DEVENIR VOTRE PROPRE CHIROPRACTEUR

Pendant que nous sommes sur le sujet de la marche, saviez-vous que marcher peut être une formidable, extrêmement plaisante et efficace manière de détendre vos lombaires ? Si bonne que vous pourriez ne plus jamais avoir besoin d'un massage à nouveau ?

Regardez un chat marcher. Sa colonne vertébrale pend telle une laisse entre ses épaules et son bassin. Chaque pas vrille sa colonne par la vertu d'un mouvement de contre-rotation entre les épaules et le bassin. Car lorsque sa patte avant gauche avance, l'épaule la suit, mais de l'autre côté c'est la hanche droite qui avance.

On retrouve ce mouvement de contre-rotation dans quelques techniques utilisées par les chiropracteurs et les ostéopathes, il peut être un moyen efficace de soulager la douleur pour les êtres humains. Ils vous installeront sur une table, tourneront votre torse dans un sens et votre bassin et vos genoux dans l'autre sens. Ce geste se ponctuera généralement d'un craquement audible après lequel la colonne vertébrale se sent plus légère et délivrée.

Il y a beaucoup de débat sur l'efficacité à long terme et les risques impliqués à utiliser ce genre de techniques. Mais ce n'est pas le propos. La question devrait être pourquoi sont-elles même nécessaires ? Les bipèdes ne peuvent-ils pas bénéficier du mouvement naturel de la colonne vertébrale lors de la marche, exactement comme le font les quadrupèdes ?

La réponse est qu'ils le pourraient, mais dans la plupart des cas ils n'en profitent pas à cause de leur démarche non naturelle. La marche peut être votre arme secrète contre le mal de dos si vous l'exécutez correctement. Elle détend le dos et donne vie aux articulations.

Le problème commence par le fait que les gens ont une idée complètement fausse du mécanisme de la marche.

Demandez-vous quelle partie de votre pied touche le sol en premier quand vous marchez ?

Pour la majorité des gens il s'agit du talon. En fait, si vous marchez pieds-nus en mettant les mains sur les oreilles, vous devriez entendre le bruit sourd que vos talons émettent quand ils touchent le sol.

Pourquoi touchez-vous le sol avec le talon d'abord ? Ceci est une question quelque peu inhabituelle. C'est pourtant ce qu'il se passe, non ? Bien, pensez alors à quelle partie du pied touche le sol en premier quand vous courrez, sprintez, dansez, boxez, montez et descendez les escaliers, ou encore quand vous rentrez discrètement dans la chambre de vos enfants pour vérifier qu'ils ne font pas semblant de dormir.

Vous touchez probablement le sol avec l'avant-pied dans ces situations. Ceci devrait vous faire comprendre que même pour les humains l'amorti-talon, loin d'être la norme, est en fait l'exception. C'est encore plus exceptionnel si vous observez comment les chiens ou les chats marchent, ou tout autre animal. Lèvent-ils leurs pattes et amortissent-ils d'abord avec leur « talon » ? Non, ils ne procèdent pas ainsi. Les éléphants semblent le faire, mais quand vous étudiez leur squelette vous comprenez que leur anatomie ne le leur permettrait même pas s'ils essayaient.

Cela rend la marche humaine encore plus exceptionnelle. Bien entendu nous sommes différents et bipèdes, alors revenons à l'anatomie humaine.

Certaines personnes vous diront que le talon touche d'abord le sol afin que puissiez « dérouler le pied depuis le talon et laisser votre inertie vous porter en avant ». Cette citation réelle d'un instructeur de Marche Nordique est totalement insensée (oui, vous pourriez inverser des milliers d'années d'évolution, et redevenir un quadrupède grâce à l'industrie du ski de fond. S'il vous plaît applaudissez leurs chefs marketing pour réussir à convaincre les gens d'acheter des bâtons de skis en été).

En premier lieu, regardez de près l'anatomie d'un pied. Les choses qui roulent comme les roues, un ballon de basket ou un camembert, ont en commun ceci : ils sont ronds. Cependant un rapide coup d'œil à la Figure 2.6 nous rappelle le fait qu'un pied ne l'est pas. Il n'est même pas convexe, ce qui aurait été suffisant. Le pied humain est concave – il possède des voutes. Ce simple fait nous indique que vouloir dérouler le pied est un non-sens anatomique.

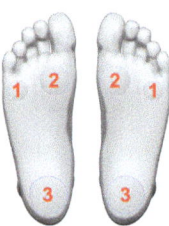

**Figure 2.7**
Si votre pied est détendu, voici l'ordre dans lequel les appuis de votre pied devraient toucher le sol – que vous couriez, boxiez, dansiez ou marchiez.

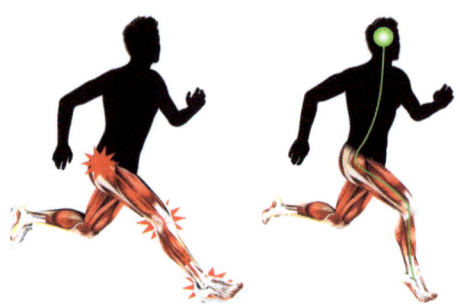

**Figure 2.8**
Seules des chaussures modernes vous permettront de toucher le sol avec votre talon d'abord. Que vous couriez ou marchiez, amortir le pas avec votre talon envoie une onde de choc à travers des chevilles, genoux et bassin. Il est beaucoup plus sain et intelligent de toucher le sol avec l'avant-pied en premier. Cela permet d'absorber le choc, est nettement moins agressif pour vos articulations, et transforme l'énergie de l'impacten un mouvement vers l'avant.

Si vous pouviez dérouler le pied depuis votre talon et laisser votre inertie vous pousser en avant, vous pourriez par exemple faire un saut en avant et atterrir sur vos talons pour voir ce qu'il se passe. Si vous essayez vraiment de le faire, vous découvrirez que lorsque notre néocortex « intelligent » peut croire à un tel non-sens théorique, notre plus vieux et plus sage cerveau reptilien ne nous laissera pas réaliser une chose pareille. Il sait que cela ne fonctionne pas et vous forcera à atterrir sur l'avant du pied dans tous les cas.

Levez votre jambe et détendez votre cheville de manière à ce qu'elle prenne une position naturelle. Maintenant baissez délicatement votre jambe jusqu'à ce qu'elle touche le sol. Ne bougez pas la cheville. Il arrivera que la première partie à toucher le sol soit en fait l'appui extérieur de votre avant-pied, celui juste derrière le petit orteil. Le même endroit touche le sol en premier quand vous courez ou faite de la corde à sauter.

Donc, tout ce que vous devez faire pour obtenir cette démarche naturelle est d'éviter de lever activement le pied avant qu'il ne touche le sol. Vous savez comment faire avec la course à pied. De plus, en en faisant moins, votre démarche va devenir beaucoup plus naturelle, et le bord extérieur de votre pied touchera le sol en premier. Les tissus dans votre pied et le tendon d'Achille agiront comme absorbeurs de chocs, et s'étireront légèrement avant de relâcher leur tension quand votre corps avancera, transformant ainsi l'énergie absorbée en un mouvement vers l'avant.

Un élément de plus pour ceux qui ont du mal à oublier l'image d'un pied qui se déroule sur le sol. Quand un être humain marche, il plie et tend constamment ses genoux. En réalité nos muscles dans leur ensemble et ceux de nos jambes en particulier ne peuvent pas pousser le corps en avant. Ils peuvent seulement le descendre ou le monter, en ouvrant ou pliant les chevilles, les genoux et le bassin. Donc le centre de gravité monte et descend naturellement. L'énergie dont le corps doit se servir est donc davantage celle du mouvement de montée-descente de son centre de masse, soit son énergie potentielle, surtout en marchant lentement. La direction du mouvement est alors obtenue en se penchant en avant (ou sur les côtés, ou en arrière). Donc l'idée de rouler sur son pied ne fait pas sens, en réalité nous bondissons de bas en haut, tout en nous inclinant pour déplacer notre centre de gravité vers l'avant. Il existe une manière naturelle et efficace d'y parvenir.

L'avant-pied doit toucher le sol en premier. Vous pourriez aussi penser que le médio-pied peut toucher d'abord, mais à cause la forme concave du pied, c'est clairement impossible.


## BIENVENU DANS LA JUNGLE

Une autre façon d'observer la marche naturelle et la manière dont elle a évolué est d'aller marcher dans la nature – pieds-nus. Il y a quelques années, je suis allé randonner avec des amis dans les montagnes et la forêt. Après un certain temps, j'ai quitté mes chaussures minimalistes pour ainsi continuer pieds-nus.

J'ai compris à ce moment que l'idée d'un amorti par le talon ne pouvait se développer que dans un monde couvert de rues. Quand vous marchez sur un terrain qui change sans cesse et n'est pas parfaitement plat, vous devez amortir votre pas avec l'avant pied pour trouver votre équilibre.

En appuyant sur le talon, le poids de votre corps est immédiatement transféré sur le pied dès que vous touchez le sol. Cela fonctionne dans une rue si vous portez des chaussures. Dans une forêt où se trouvent des pierres et des épines qui pourraient vous blesser, ce serait une stratégie dangereuse. Poser d'abord l'avant-pied vous permet de « scanner » le sol de ses dangers avant de transférer le poids de votre corps. Cela vous permet de vous assurer qu'il est sûr que vous puissiez vous appuyer dessus. L'autre avantage est que vous collectez des informations avant le transfert de masse, le cerveau a ainsi plus de temps pour trouver le meilleur moyen garder son équilibre.

L'amorti par l'avant-pied vous permet simplement d'être beaucoup plus en contrôle et hyper-stabilisé.

Donc si vous êtes un fervent défenseur de la pose talon, allez marcher dans la jungle, dans une forêt, ou grimpez une montagne pieds-nus. Vous réaliserez combien il est naturel et utile de se servir de l'appui sur l'avant-pied.

De plus, c'est plaisant !

## PROPOS SUR LES TYPES DE MARCHE ET DE COURSE

La démarche humaine optimale est définie par la biomécanique, la gravité et le sol sur lequel nous évoluons. C'est pareil pour chacun d'entre nous. Il est donc étonnant que les gens développent des styles de marche et de course très différents. Tout comme nous pouvons reconnaître nos amis de loin en regardant leur allure, certains développent une démarche et une foulée unique.

Mais pourtant, combien de styles de marche différents avez-vous vu chez les chats, ou chez les ours ? La raison pour laquelle il est si difficile d'identifier un chat la nuit est qu'ils bougent tous sensiblement de la même manière, même si leurs caractères sont différents. C'est parce qu'ils suivent leur modèle de mouvement naturel, déterminé par le câblage génétique et gravitaire de leur cerveau. Le cerveau humain naît avec bien moins de programmation et peut enregistrer davantage de mouvements non naturels. C'est pourquoi nous avons des danses de ballets, et le *moon walk,* qui certes sont sympathiques, mais qui bien sûr ne sont pas des mouvements naturels, et finiront par être douloureux s'ils deviennent la manière de se mouvoir par défaut.

Donc, même si nous ne sommes pas faits dans une « norme » ou ne nous ressemblons pas vraiment, nous devrions toujours obéir aux mêmes lois physiques et avoir des schémas de mouvements similaires. Quand quelqu'un marche avec l'un ou les deux pieds pointant vers l'extérieur, avec des genoux tendus ou un bassin qui ne tourne pas de gauche à droite (les hommes devraient aussi bouger les hanches quand ils marchent !), ce schéma individuel n'est rien d'autre que l'expression d'un corps dysfonctionnel. Toutes ces « dérèglements » peuvent conduire à des douleurs et une usure anormale des articulations.

Ceci devrait aussi vous questionner sur l'aspect « analytique de la course », ou plus spécifiquement sur les conclusions de ces analyses. Certains sollicitent des spécialistes pour observer leur foulée afin de les aider à choisir les bonnes chaussures. En effet, tant de personnes ont des styles de course si éloignés du schéma originel qu'ils ne peuvent pas courir sans un équipement spécial qui atténuerait supposément l'usure de leurs articulations.

Cela me sidère autant que si vous installiez une voile sur votre voiture en panne plutôt qu'en réparer le moteur. Est-ce donc si brillant d'aider une personne ayant perdu sa capacité à courir, à courir encore plus ?

Un mauvais style de course est généralement symptomatique d'un corps dysfonctionnel. Tous les styles qui diffèrent du simple mouvement naturel incluent des mouvements compensatoires. En prime ils sont accompagnés d'une perte d'efficacité et d'une détérioration plus importante des articulations.

Si vous avez une manière inefficace de marcher ou courir, je vous suggère d'abord de consulter un bon thérapeute. Il vous aidera à comprendre et résoudre les problèmes qui rendent votre mouvement dysfonctionnel. Quel est le but de courir tous les jours si vous courez mal ? Sauteriez-vous chaque jour la tête la première contre un mur pour renforcer vos jambes ?

## TLPL

Les humains parviennent à marcher en créant un mouvement de haut en bas avec leurs articulations pivots, c'est-à-dire les chevilles, les genoux et le bassin. L'énergie du mouvement descendant est principalement stockée dans les tissus conjonctifs du pied et dans le tendon d'Achille. Comme un élastique tendu, cette énergie peut être transformée en un mouvement vers l'avant.

Toutefois, l'absorption du choc ne peut se faire que si le pied se pose naturellement sur l'avant. Dans la démarche commune mais non naturelle de l'amorti-talon, le très audible choc remonte directement dans le genou. Le pied étant concave, l'idée souvent communiquée du « dérouler le pied » n'est rien d'autre qu'un dangereux mythe.

Cela vaut la peine de le répéter : une façon non naturelle de courir ou de marcher est le signe d'un corps dysfonctionnel. Elle ne devrait pas être compensée par des artifices ou des chaussures de course spéciales. Il est de loin préférable, avant de vous entraîner, de travailler sur les problèmes sous-jacents avec un bon thérapeute, sinon vous ne ferez que répéter des schémas de mouvements qui créeront davantage d'ennuis.

# 3
# ÊTRE ASSIS, LE NOUVEAU CANCER ?

*Être assis est le nouveau cancer.*

Tim Cook

Comment éviter les pires effets de notre mode de vie sédentaire avec une position assise active. Ce que les gens comprennent mal sur l'assise. Choisir la bonne chaise de bureau.

## ÊTRE ASSIS – A QUEL POINT EST-CE DANGEREUX ?

« Être assis est le nouveau cancer » dit le président d'Apple, Tim Cook, puis il présente une montre qui vous rappellera de vous lever régulièrement pour marcher. En effet, notre mode de vie sédentaire est unanimement reconnu comme l'une des principales raisons de l'épidémie de mal de dos.

En réalité, quand vous additionnez le temps passé à manger, travailler, regarder la télévision et utiliser l'ordinateur, il se pourrait que vous passiez plus de temps assis qu'à dormir. Ce n'est donc pas surprenant que les gens expérimentent tôt ou tard des problèmes de dos après de longues périodes assises.

Il est alors surprenant de ne pouvoir trouver presque aucune information sur la manière de s'asseoir correctement. Nous entendons souvent que nous devrions nous lever toutes les 30 minutes. C'est en effet utile, mais ce n'est pas vraiment le sujet.

Ce qui est bien plus important est la manière dont vous vous asseyez, qui fera une grande différence sur le long terme. Egalement ce sur quoi vous vous asseyez. Avec la majorité des chaises vous ne parviendrez pas à vous asseoir correctement.

La bonne nouvelle, si vous apprenez à vous installer correctement sur une chaise adéquate, vous pourrez vous asseoir sans peine pendant des heures. Même si s'asseoir ne sera jamais vraiment un exercice de santé, cela n'est pas censé être aussi nocif que la cigarette. Ce dont vous avez besoin, tant pour l'assise que pour la marche, la station de debout, et tout autre type de mouvement, c'est d'une véritable *qualité de mouvement*.

## OBSERVATIONS GÉNÉRALES SUR LA QUALITÉ DE MOUVEMENT

*Comment vous faites quelque chose est plus important que ce que vous faites.*

Mais que signifie alors qualité de mouvement ? Prenons l'exemple de boire un café. Quand vous soulevez la tasse de la table, et l'apportez à votre bouche, plusieurs choses doivent se produire.

### Recruter les bons muscles pour être efficace

Une fois que vous tenez la tasse, votre muscle deltoïde devra soulever le coude, pendant que votre biceps le pliera pour rapprocher la tasse de votre bouche. Le biceps devra aussi tourner votre main quand vous basculerez la tasse.

Les muscles suivants sont (une partie) de ceux qui réalisent l'action voulue.

## Les antagonistes doivent rester détendus

Tous les muscles possèdent des muscles antagonistes, c'est-à-dire ceux qui permettent le mouvement opposé. Dans notre exemple le triceps étend le bras, et le muscle dorsal *latissimus* descend le coude si le bras est levé. Les antagonistes doivent être complètement relâchés sinon les muscles qui réalisent l'action devront davantage forcer – ce qui gaspille l'énergie et rend la coordination plus difficile.

Cela peut sembler évident, mais par exemple dans les arts martiaux, les débutants utilisent souvent le biceps quand ils frappent du poing. Ce mouvement demande pourtant seulement d'étendre le bras grâce au triceps, mais la contraction du biceps leur donne le sentiment d'être plus forts.

## Le corps doit rester équilibré et stable

Cependant boire une tasse de café n'est pas uniquement possible grâce à votre bras. Que vous soyez debout ou assis, lorsque votre bras s'étend jusqu'à la tasse, le corps doit rester stable. Chaque petit muscle du corps doit s'adapter et s'ajuster au mouvement pour rendre l'équilibre parfait à chaque instant. Par exemple, vos orteils devront peut-être appuyer plus fortement sur le sol quand vous avancerez le bras, afin que vous ne tombiez pas.

## Pas d'utilisation superflue des muscles

Quand les gens écrivent ou boivent, ils poussent souvent leurs épaules en avant avec le muscle pectoral, ou encore les soulèvent avec leur trapèze. (Souvenez-vous Figure 1.3!). Bien que ces muscles ne soient pas des antagonistes contrariant le mouvement, il n'est pas nécessaire de les recruter pour réaliser le geste d'emmener la tasse jusqu'à la bouche. Non seulement bouger ainsi n'est pas très esthétique, ni ne semble naturel, mais cela se produit au détriment de l'équilibre.

## Tous les muscles utiles à l'action devraient être utilisés

Prenez une bouteille d'eau préalablement posée sur le plan de travail de la cuisine, et donnez-là à votre conjoint ou un ami. Vous pourriez la porter uniquement grâce au biceps. Ou sinon, vous pourriez légèrement plier le genou pour la soulever, et ainsi utiliser la jambe et le bras pour réaliser l'action. Ce dernier mouvement est plus efficace et permet au corps de fonctionner comme un ensemble.

Tous les mouvements devraient être réalisés par le corps tout entier. N'isolez pas de groupes musculaires (voir le chapitre sur le renforcement musculaire).

## Les bienfaits d'une bonne qualité de mouvement

Quand vous recrutez les bons muscles, votre force fonctionnelle est beaucoup plus grande ; vous améliorez aussi coordination, équilibre et stabilité. Les schémas de mouvements naturels préservent l'usure des articulations.

# COMMENT BIEN S'ASSEOIR

Souvent, quand les gens apprennent que je suis un professionnel de la posture, un drôle de spasme leur traverse l'échine. Ils tentent d'un coup de s'asseoir hyper-droits en pensant que ceci est considéré comme une bonne posture. Ce n'est pas le cas.

Votre colonne vertébrale n'est pas à proprement parler une *colonne* comme nous le disons en français, mais aussi en allemand, ou une colonne de vertèbres. Une colonne vertébrale saine prend la forme d'un double S, ce qui est tout autre chose que la forme traditionnelle d'une colonne.

La forme suit la fonction : parce qu'une « colonne » vertébrale et une colonne au sens littéral remplissent des rôles différents, elles ont des formes différentes. Les colonnes au sens usuel sont conçues pour demeurer parfaitement droites. Si votre colonne vertébrale faisait de même vous seriez incapables de respirer. La respiration naturelle soulève la cage thoracique avec les muscles scalènes, génère un mouvement de va-et-vient du diaphragme, et ainsi provoque une ondulation de la colonne vertébrale.

## Exercice 1:

En posture debout, détendus, respirez doucement et profondément. Conservez le cou et les lombaires aussi relâchés que possible. Alors que vous inspirez et expirez lentement, ressentez la délicate vague qui se propage dans votre dos. Exagérez votre respiration afin de constater comment bouge toute votre colonne avec le mouvement.

Le mouvement de la colonne crée des subtiles et permanentes variations de pression sur vos disques et ainsi les stimule. Il maintient de plus l'activité des muscles érecteurs du dos.

Vous comprenez maintenant que s'asseoir, comme se tenir debout, ne sont pas des positions mais des mouvements. La seule « position » immobile que vous pouvez tenir est celle où vous arrêterez de respirer, ce qui pourrait vous causer rapidement quelques ennuis…

## Exercice 2:

Asseyez-vous sur les mains, paumes en l'air, avec le dos appuyé contre le dossier de la chaise. Les os que vous sentez en contact dans vos mains sont les ischions (« sitting bones » en anglais, os de l'assise) (Figure 3.1). Leur forme arrondie vous permet de positionner votre centre gravité légèrement devant ou derrière eux. La deuxième option vous incitera à appuyer votre dos contre la chaise, faisant basculer en arrière le bassin et soulevant ainsi l'os pubien. On nomme ceci la rétroversion du bassin, opposée à l'antéversion, celle-ci permettant au torse d'aller en avant et au pubis de descendre. Vous serez en réalité assis entre vos ischions et votre coccyx. (Figure 3.2).

Vous pouvez également visionnez des exercices pour s'asseoir correctement sur ma chaîne YouTube.[7]

Si le centre de gravité du torse est placé légèrement sur l'avant du bassin, vous serez assis sur vos ischions et vos fémurs.

Testez les deux solutions et évaluez pour chacune votre aisance à respirer.

Vous observerez que si votre dos reste collé au dossier de la chaise, respirer devient plus difficile. En effet, la rétroversion du bassin vous place en position du bossu, avec le sternum pressant sur le diaphragme. Vous respirez alors superficiellement et empêchez le libre mouvement de la colonne vertébrale. Une partie de votre poids repose maintenant sur votre coccyx et rend cette manière de s'asseoir d'autant moins confortable.

---

7   https://youtu.be/aspaDM2npcw

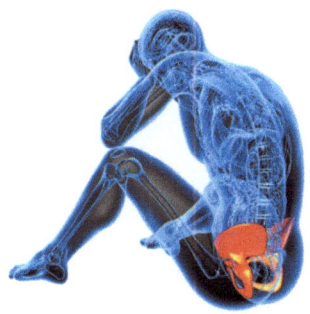

Figure 3.1

Le bassin prend contact avec le sol sur les ischions. Remarquez leur forme arrondie. Elle vous incite à basculer le bassin soit en avant, soit en arrière – en fonction de l'inclinaison du buste.

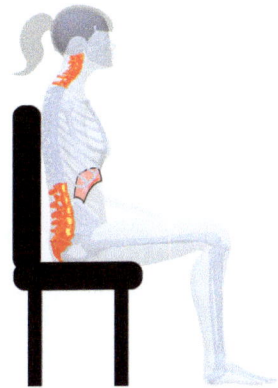

Figure 3.2

Lorsque le centre de gravité du torse se situe derrière les ischions, le bassin bascule en arrière, et vous finissez par vous asseoir entre vos ischions et votre coccyx. Non seulement c'est inconfortable, mais cela pousse la tête en avant. Vous créez ainsi des tensions dans le bas du dos, et des tensions dans le cou.

Si vous avez investi de l'argent pour une chaise « ergonomique », elle devrait disposer d'un support pour les lombaires. L'avantage de ce dispositif est que la colonne vertébrale conserve sa lordose (courbure vers l'avant des lombaires) et le bassin est en meilleure position ; mais l'inconvénient est que cela limite le mouvement

67

de la colonne vertébrale et favorise alors l'atrophie musculaire et discale. Comme règle générale, telle qu'expliquée dans le chapitre sur les chaussures, chaque fois que vous laissez un appareil, un vêtement ou dans notre cas un meuble, travailler pour vous, votre corps perdra dans la durée la capacité de réaliser lui-même ces choses, et vous deviendrez dépendants de ces aides externes. Cela se vérifie pour les chaussures, les semelles orthopédiques, parfois aussi pour les fauteuils roulants et les lunettes. Ce sont des outils qui peuvent être utiles pour une durée limitée, mais il est préférable d'éviter de développer des jambes, des pieds ou des yeux fainéants.

Une partie des gens pense à tort qu'il est nécessaire d'utiliser une grande force musculaire pour se tenir droit. Ce qui rend cette position difficile est l'hyperextension de la colonne vertébrale généralement cherchée par ces personnes-là. Pour ce faire, ils utilisent les muscles psoas (qui plient la hanche), les muscles carrés des lombes (CL) accompagnés des muscles érecteurs du dos qui tirent alors trop fortement sur les lombaires (Figure 3.3 – gauche).

C'est donc inutile et nocif. Il y a plusieurs raisons pour que le muscle carré des lombes puisse être *la* cause du mal de dos. L'une d'entre elles est qu'il est souvent contracté en permanence (Figure 3.3 – droite). Un usage sur-intensif de ce muscle se soldera en principe par une perte d'afflux sanguin, et certains nerfs vous enverront alors un signal de douleur pour vous contraindre à bouger.

En pratique, lorsque le centre de gravité du torse est légèrement en avant du bassin, vous pouvez détendre complètement le bas du dos. Vous vous sentirez peut-être un peu coupables d'être aussi relâchés, mais seul cet état de relaxation totale permettra au mouvement respiratoire d'apparaître spontanément. L'ondulation du corps est tout ce dont vous avez besoin pour stimuler vos disques et entretenir un mouvement permanent des muscles du dos (Figure 3.4).

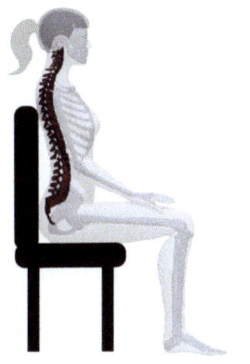 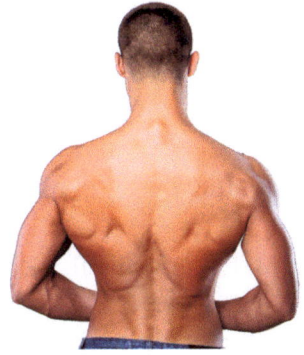

Figure 3.3

Quand les gens essayent de corriger leur position assise, ils poussent souvent le torse en avant pour être bien "droits". L'hyperextension ainsi provoquée augmente la pression exercée sur les lombaires. C'est un travail très fatigant pour les muscles sollicités. Voilà pourquoi personne ne peut tenir plus de quelques minutes une "position bien droite"- posture en réalité aussi néfaste que l'avachissement.

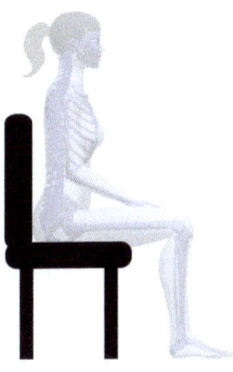

Figure 3.4

Afin d'être correctement assis, le centre de gravité de votre torse devrait être placé légèrement devant le bassin. Vous pouvez complètement détendre le bas du dos, en particulier les muscles carrés des lombes et psoas— iliaques. Alors seulement votre colonne vertébrale adoptera un mouvement respiratoire détendu et relaxant.

Portez maintenant votre attention à vos jambes. Pour démarrer, ouvrez vos genoux à un angle légèrement supérieur à 90°, en gardant les pieds à plat sur le sol. Quand votre torse bascule en avant, en principe à l'expiration, le poids de votre corps sera partiellement transféré à vos jambes. Assurez-vous que c'est bien le cas, que vous conservez une activité musculaire dans les jambes même en étant assis.

Ne pas utiliser les jambes est une des causes principales au fait que nous n'arrivons pas à trouver un confort dans l'assise. De nombreuses personnes croisent les chevilles et ramènent les pieds sous leur chaise. Le travail des jambes est alors inactif et contraint le bassin à basculer en arrière. Il devient impossible de ne pas s'avachir après une ou deux minutes.

En sollicitant les jambes il n'est pas seulement plus facile de conserver le bassin légèrement penché en avant, vous gardez aussi des muscles actifs, ce qui est excellent pour eux. Ce n'est pas tout, en effet, cela permet aussi une meilleure circulation sanguine et lymphatique. Vous aurez davantage d'énergie pour gérer une longue journée de travail.

Etre bien assis détend le corps et lui permet de conserver un mouvement permanent.

## A Nouveau, Ne Cambrez Pas le Dos !!

Gardez-le complètement détendu.

Au début, cette position pourrait légèrement vous fatiguer. Vous pourrez bien sûr vous reposer après avoir fait ce (léger) effort, n'hésitez donc pas à utiliser votre dossier ou votre soutient lombaire si vous en ressentez le besoin. Après quelques semaines passées à vous asseoir correctement, vous pourrez tenir une journée entière assis sans aucun support tout en vous relevant avec le dos complètement détendu.

# LES CHAISES DE L'ENFER

L'enfer est pavé de bonnes intentions. Hélas, les fabricants de chaises tombent dans les mêmes pièges que les concepteurs de chaussures.

Ils veulent « soutenir la colonne » ou « permettre au dos de se détendre complètement ». Le problème des chaises ergonomiques avec support lombaires et repose-bras est qu'elles sont si confortables qu'elles ne vous demandent plus aucun travail musculaire. Quand vos muscles sont fatigués cela peut être intéressant, mais ne pas entretenir un léger travail musculaire est à éviter absolument.

De telles chaises agissent comme des plâtres qui vous stabilisent effectivement le corps mais atrophient vos muscles jour après jour. Ceux-ci s'affaiblissant, vous pourriez bientôt avoir absolument besoin de cette chaise à soutien lombaires ; et vous finiriez par demander un fauteuil roulant si vous n'êtes au final plus capables de vous servir de vos jambes.

*Alors qu'est-ce qui fait une bonne chaise ?*

Tout d'abord, tout comme vos pieds ont besoin d'un sol ferme pour s'appuyer dessus, vos ischions veulent une surface stable et dure pour s'installer. La doublure des chaises et canapés n'offre pas la résistance nécessaire à votre bassin et à votre colonne vertébrale pour se maintenir dans un alignement correct avec la gravité. Imaginez un gratte-ciel bâti sur un marécage.

Pour cette raison, s'asseoir sur un médecine-ball n'est ni une bonne manière de se tenir, ni même un bon entraînement. Cela permet seulement de crisper les muscles.

La surface idéale doit être horizontale ou très légèrement inclinée de manière à favoriser l'antéversion du bassin (bascule en avant). Il existe parfois des assises inversées, telles que dans les chaises longues

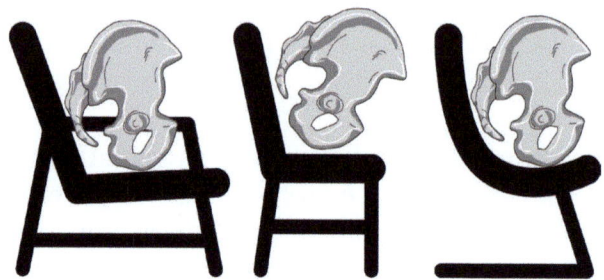

Figure 3.5

Les chaises arrondies ou celle avec l'assise inclinée en arrière favoriseront la bascule du bassin à l'arrière (chaises de gauche et droite). Le fait d'appuyer votre poids sur le coccyx vous contraindra à vous avachir. Seules les assises horizontales ou légèrement inclinées vers l'avant permettront au bassin de conserver son antéversion (bascule en avant), condition sine qua none pour une obtenir une posture assise droite et détendue (chaise du milieu).

ou les chaises d'aéroports. Ces chaises vous encourageront à vous pencher en arrière. Elles sont utiles seulement pour dormir ou se détendre, non pas pour travailler, car elles rendent difficile l'assise et le maintien du regard horizontal (Figure 3.5).

Comme relaté par le journal The Guardian[8], d'aussi simples éléments d'anatomie sont tristement ignorés des normes européennes qui autorisent les chaises à être inclinées en arrière jusqu'à 5 degrés. C'est une folie, et le début d'un long cercle vicieux, pour tous les écoliers qui passent chaque jour plusieurs heures assis sur de telles chaises.

Aussi, assurez-vous que votre chaise est d'une hauteur adaptée. Vos ischions doivent être légèrement plus hauts que vos genoux afin de pouvoir être assis avec le poids supporté par les jambes. Si la

---

8  http://www.theguardian.com/lifeandstyle/shortcuts/2015/apr/19/children-bad-backs-uncomfortable-school-chairs-campaign

chaise est trop basse, vos genoux seront trop haut, vous basculerez alors le bassin en arrière et finirez par vous avachir.

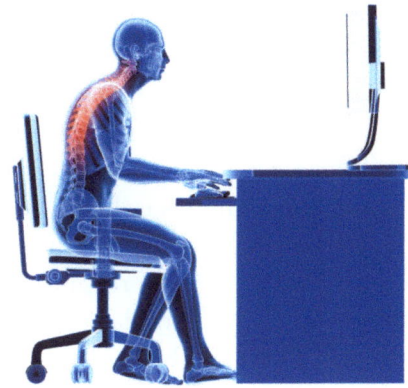

**Figure 3.6**
Les chaises de bureau ne permettent pas de s'asseoir correctement. Quand vous vous penchez en avant, la chaise veut alors rouler en arrière. C'est pourquoi les gens retirent souvent leurs pieds sous la chaise, et prennent la mauvaise position assise illustrée ci-dessus.

Certaines chaises de bureau ont des roulettes. Si vous cherchez dans Google *position assise*, vous trouverez de nombreuses images de personnes correctement installées sur de telles chaises.

Souvent ces images commettent au moins deux erreurs fondamentales. Une personne assise convenablement avec un mouvement naturel de la colonne vertébrale doit s'appuyer légèrement sur ses pieds lorsque le corps bouge en avant. Cette pression sur les jambes ferait en réalité reculer la chaise.

La seconde erreur est que les figurants sont souvent installés trop loin en arrière sur leur chaise, ce qui rend difficile l'utilisation des jambes.

## TLPL

Une posture classique mais pourtant très néfaste consiste à s'appuyer sur le dossier de la chaise avec les genoux pliés sous celle-ci. Cette position bloque le mouvement respiratoire naturel tout en rendant vos jambes inutiles. Elle vous incite aussi à vous asseoir sur votre coccyx, à la place d'être confortablement installés sur vos cuisses et vos fessiers.

Avec le centre de gravité du torse placé en avant des ischions et les pieds solidement ancrés au sol, il se produit à peu près l'inverse. La colonne vertébrale bougera constamment avec la respiration, les muscles érecteurs du dos la tiendront droite, pendant que les muscles des jambes prendront une partie du poids du corps lors de l'expiration. On nomme ceci une posture assise active.

L'erreur commune est d'essayer de se maintenir très droit, en contrariant la forme naturelle du dos par une hyperextension. Les muscles sollicités seront alors rapidement fatigués et douloureux.

# 4
# UN DOS MUSCLÉ
# NE FAIT-IL PAS MAL ?

Pourquoi de gros muscles ne préviennent pas la douleur. Pourquoi vous entraîner vous rend souvent plus faibles. Quel est le but de l'exercice ou du sport. Pourquoi les animaux ne s'entrainent-ils pas, alors que vous devriez le faire.

## MYTHES AU SUJET DES DOS MUSCLÉS

Si vous avez commencé à vous créer un environnement plus sain grâce à l'adoption d'une meilleure chaise et de chaussures minimalistes, vous pourriez maintenant envisager de vous entraîner ou de renforcer vos muscles. Quand quelqu'un s'avachit, il ou elle donne l'impression de n'avoir pas assez de force pour résister à la gravité. Assurément avec un peu plus de force on pourrait se redresser, et obtenir une belle et bien droite ?

Afin de parvenir à une si belle pose tout en prévenant le mal de dos, la kinésithérapie et le renforcement musculaire pourraient sembler de bonnes idées. L'opinion qu'un dos musclé ne fait pas mal et que nous aurions besoin de tonifier nos muscles est un vieux mythe. Malheureusement, cette vision des choses est encore soutenue par de nombreux corps de métier, qui préconisent toujours joyeusement du renforcement musculaire contre toute raison logique.

Comment ose-je affirmer cela ? Eh bien, tout d'abord, il existe un grand nombre de cas de dos très musclés qui souffrent de douleurs sévères, ayant parfois mis fin à des carrières prometteuses. Tel fut le cas pour l'ancien champion du monde de boxe catégorie poids lourds, l'ukrainien Vladimir Klitschko, qui avait un disque déplacé.

Tiger Woods a aussi dû abandonner des tournois à cause de fortes douleurs au dos, et selon le Daily Telegraph, Usain Bolt souffrirait de tant de problèmes de dos qu'il ne pourrait dormir que dans un lit spécialement conçu pour lui.

Les bodybuilders et autres pratiquants de musculation s'échangent tous les jours sur les forums internet des astuces et conseils sur les meilleurs endroits où se faire opérer du dos.

Ces évidences devraient au moins alerter les professionnels de santé.

La vérité est qu'une bonne posture et le mouvement naturel sont le fruit d'une relaxation générale et d'un usage censé du corps, ce que vous pouvez vérifier de manière très simple :

### Exercice:

Levez-vous et ressentez la posture que vous avez. Tentez d'avoir la meilleure posture possible. Vous saurez que votre position est bonne quand vous vous sentirez à la fois léger, forts et équilibrés au même instant.

Quels muscles doivent être contractés pour cela ? Y-a-t-il un seul muscle de votre corps à renforcer pour améliorer votre posture ?

Il n'y en a pas. Vous comprenez alors qu'une mauvaise posture est le résultat de tensions inutiles dans le corps, et non la faiblesse de certains groupes musculaires. Ceci est valable que vous soyez assis ou debout, en marchant, en dansant ou encore en cuisinant.

Pensez aux enfants. Ils parviennent à maintenir de bonnes postures sans être des versions miniatures d'Arnold Schwarzenegger.[9] Ils sont cependant étonnamment forts. Cela s'explique par le fait que la force fonctionnelle ne vient pas des muscles, mais d'un cerveau frais et désinhibé.

En conclusion, si vous voulez vous tenir correctement, vous devez apprendre à relaxer vos muscles.

## POURQUOI LE RENFORCEMENT MUSCULAIRE CRÉÉ PLUS DE PROBLÈMES QU'IL N'EN RÉSOUT

Quand les gens font des séances de kinésithérapie, ils obtiennent souvent une amélioration de leur condition physique et une diminution des douleurs au dos. Mais c'est seulement dans le cas où ils avaient une activité physique trop faible. Ce n'est pas tant le gain de force qui génère ces résultats que l'augmentation de l'activité physique.

Toujours est-il que le renforcement musculaire génère plus de problèmes qu'il n'en règle à long terme, parce que la douleur au dos résulte souvent d'un excès de tonus musculaire, qui augmente avec l'entrainement traditionnel.

Le premier mythe devant être déboulonné est celui expliquant qu'il est nécessaire pour bien se tenir de renforcer ses abdominaux, notamment le muscle grand droit (rectus abdominis), aussi nommé « tablettes ». Quelques anciens étudiants du cours d'anatomie,

---

9    De nos jours, les bodybuilders ont souvent une meilleure connaissance des principes de la nutrition et de l'anatomie et sont beaucoup plus intelligents que les clichés le suggèrent. S'il vous plait, ne vous méprenez pas sur mes commentaires négatifs au sujet de l'entrainement physique. Comprenez que s'il est mal réalisé, il peut avoir des conséquences dramatiques contrairement à une préparation physique sérieuse.

auxquels ils ont manqué d'attention, et qui pourtant se targuent de compétences médicales, vous soutiendront que le tronc est aussi porté par ces muscles.

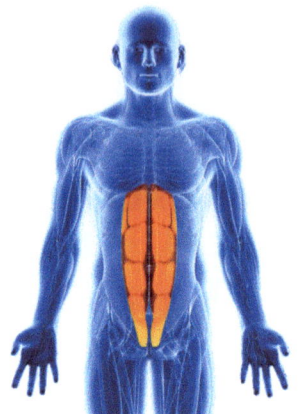

Figure 4.1

Le muscle rectus abdominis peut abaisser la cage thoracique, lever le pubis, ou encore les deux à la fois. C'est un muscle fléchisseur, dont la contraction arrondit le dos.

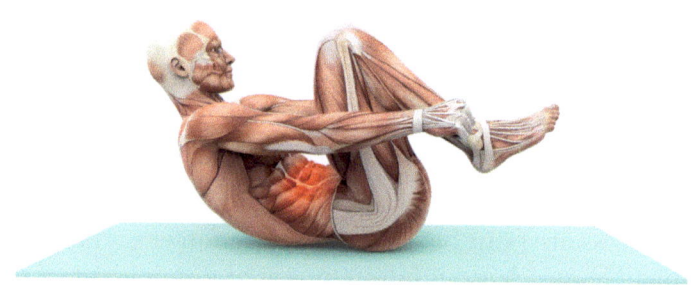

Figure 4.2

Voici un exercice classique pour renforcer les muscles abdominaux. Peu importe si vous entrainez très fort ce muscle, il restera un fléchisseur de la colonne vertébrale. Avec trop d'entrainement, il tirera en permanence votre cage thoracique vers le bas, vous contraignant à courber le dos.

Il leur a simplement échappé que les abdominaux sont des muscles qui permettent de lever l'os pubien, de baisser le sternum ou faire les deux en même temps, et ainsi d'arrondir le dos. C'est un muscle fléchisseur du bassin, tel que le biceps plie le bras. Un biceps très fort pliera votre bras de meilleure façon, mais il ne se transformera pas pour autant en muscle extenseur, ni ne renforcera votre bras.

De la même manière, des abdominaux plus forts vous aideront à mieux arrondir le dos, mais jamais ils ne le renforceront.

Vous pouvez donc voir à quel point cette affirmation incessante est pure contradiction anatomique, mais vous verrez qu'il existe encore d'autres erreurs évidentes au sujet de des problématiques de santé dont nous parlons ici.

Revenons à nos super abdominaux : non seulement ils ne peuvent aider à vous tenir moins voutés, mais surtout ils vous incitent à le rester. Pour l'expliquer, il existe des raisons mécanique, psychologique et neurologique.

Mécaniquement, quand vous renforcez un muscle, il grossit, vous le constatez par son diamètre qui augmente. L'origine et l'insertion du muscle ne peuvent changer ; l'augmentation de volume ne peut donc affecter que le diamètre. Cela modifie le rapport naturel entre la longueur et l'épaisseur du muscle concerné. Chaque muscle possède une tension naturelle qui augmente avec la taille de celui-ci. La force de base avec laquelle vos abdominaux abaissent votre torse sera par conséquent augmentée.

Maintenant quelqu'un de rusé pourrait dire : « je vais renforcer mon dos par la même occasion ». Ce serait ignorer que la tension globale sur la colonne vertébrale en sera d'autant augmentée. Imaginez un chapiteau de cirque monté avec la « bonne » tension dans sa structure. Si quelqu'un essayait de la renforcer en raidissant câbles et mâts, la tension globale augmenterait, le chapiteau se tendrait et la force qui s'exerce sur les extrémités aurait tendance à déformer et plier la structure.

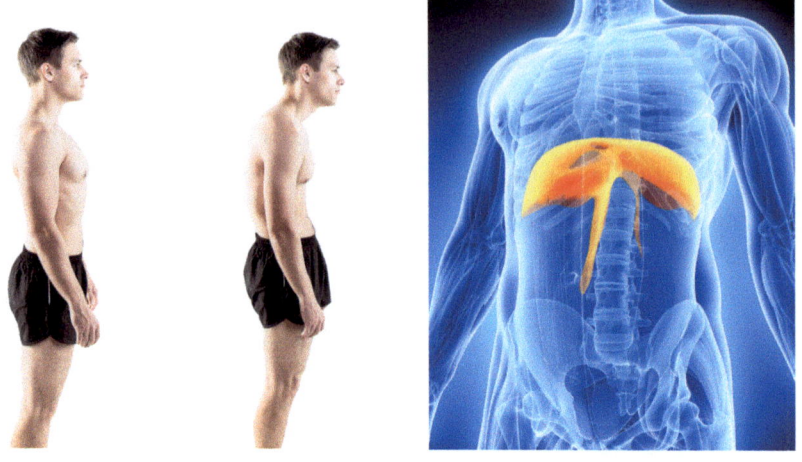

Figure 4.3
The origin of the rectus abdominis is right behind your sternum. Only a long and relaxed muscle allows the rib cage to go up sufficiently in order to breathe deeply (left). People often put extra tension on this muscle because they think it makes them look thinner or more muscular. The body structure on the right hand side seems exaggerated, but body-workers encounter it quite often. Observe the position of the diaphragm. It becomes obvious that deep and relaxed breathing is impossible when the rectus abdominis muscle is too tense.

La même chose se passe pour la colonne vertébrale. Si vous observez de près son anatomie, vous verrez qu'il se trouve des muscles qui peuvent la faire tourner et la plier, mais vous n'en avez aucun pour l'étirer ou l'allonger. Une bonne posture relève d'une diminution de la tension musculaire, non pas de son augmentation.

Trop de tension globale génère une mauvaise posture, mais une mauvaise posture crée elle aussi davantage de tensions. Par exemple, si vos muscles abdominaux sont trop serrés, ils vont abaisser le torse et projeter la tête en avant. Alors la nuque forcera davantage, la tension s'élèvera et le dos s'arrondira. Avec l'effet de levier, les muscles carrés des lombes situés en bas du dos travailleront plus pour stabiliser le torse.

Ces muscles doivent déjà produire une quantité non naturelle d'effort en permanence, ils n'ont pas besoin d'être exercés davantage. Leur tonus étant déjà trop fort, ils ont besoin d'être détendu, de bouger, et non de travailler toujours plus.

Cependant, est-il intelligent d'entraîner un muscle déjà trop faible chez un kiné ou dans une salle de sport ?

Non, c'est en fait une mauvaise idée. Si quelqu'un ne dispose pas de la force nécessaire pour vivre au quotidien convenablement, cela soulève la question : pourquoi n'est-il pas suffisamment stimulé ? Alors plutôt que d'entrainer ce muscle deux fois par semaine, il semble plus judicieux d'apprendre à cette personne à l'utiliser efficacement au quotidien.

Donc, il n'existerait rien du genre « manque de tonus » ? Eh bien si, cela existe. De manière ironique, c'est habituellement le résultat d'un tonus exagéré dans les muscles antagonistes. Un thérapeute bien entrainé identifiera correctement ces situations. Un bon thérapeute, donc, plutôt que proposer d'exercer ce muscle que vous n'utilisez jamais, détendra son antagoniste et ajustera votre posture de telle manière qu'à partir de maintenant vous *utiliserez* ce muscle.

Vivre, ce n'est pas s'entrainer - c'est être vivant. Aucun animal ne s'entraine ni ne soulève des poids. Pas même le meilleur ami de l'homme, qui est pourtant bien vif. Ils font toutefois un usage correct de leur corps, tant en quantité qu'en qualité de mouvement, ce qui leur permet de rester en bonne forme et ne pas souffrir du dos. Prenez conseil auprès d'eux. Cela fonctionne, c'est évident.

Vous ne devriez pas gaspiller votre temps dans un renforcement musculaire ou des étirements inutiles (voir chapitre suivant). Vous devriez vivre de manière active et bouger correctement.

## L'HABITUDE DU VENTRE PLAT

L'autre raison pour laquelle vous ne devriez pas exercer vos abdos est psychologique. Les magazines sont remplis d'images de personnes ayant un muscle *rectus abdominis* dysfonctionnel, avec un taux de masse grasse très bas, et qui de plus contractent le ventre à la prise de photo. Le résultat fait que les gens ordinaires pensent qu'ils doivent se battre pour leur ressembler afin de se sentir attirants et désirables.

Comme je l'ai fait voir précédemment, votre cage thoracique doit se lever pour que vous puissiez respirer correctement et ventiler vos poumons. Si la tension abdominale est trop grande, elle rabaissera en permanence votre torse et vous contraindra à une respiration superficielle.

Les gens aiment le sentiment que procure un ventre plat et supposent que cela les rend séduisants. En conséquence, ils conservent une tension abdominale permanente, qui affaiblit d'autant leur respiration qu'elle leur arrondit le dos.

Il est particulièrement ironique que cette posture avec le ventre rentré et le bassin relevé soit considérée attirante, alors qu'en fait il s'agit d'une cause de dysfonctionnement récurrente du plancher pelvien. Elle contribue à une baisse de l'énergie sexuelle et des relations physiques moins épanouissantes.

Dernier aspect et non des moindres, il y a des conséquences

neurologiques à entrainer l'abdomen. Les gens qui sont obsédés par le renforcement de leurs abdominaux aiment les utiliser aussi souvent que possible. L'idée qu'ils ont ainsi meilleure allure, et donc besoin de plus d'entrainement, les conduit à utiliser ces muscles même lorsque ce n'est pas nécessaire.

Les neurones stimulés en même temps se lient ensemble. Ceci revient à dire que les schémas de mouvement se créant lorsque les abdos sont inutilement contractés sont contre-productifs.

On peut facilement l'observer quand les gens lacent leurs chaussures. Au lieu de simplement se détendre et plier les genoux, ils retiennent d'abord leur respiration (ce qui est toujours le signe d'une mauvaise qualité de mouvement), plissent le front, arrondissent le dos, et dès qu'ils ne peuvent pas descendre plus que leur genoux, ils finissent par se courber.

C'est à la fois inefficace et disgracieux, et typiques des personnes qui sollicitent leur muscle fléchisseur du dos alors qu'ils ne devraient pas.

# COMMENT ENTRAINER SA FORCE CRÉE DES SCHÉMAS DE MOUVEMENTS INEFFICACES

*Il était intéressant de remarquer ce que permettait mon swing, et la force que je pouvais générer avec un petit effort. Comment ai-je réussi cela ? Comment ai-je pu générer tant de puissance ? C'est le genre de choses dont nous allons parler maintenant.*

Tiger Woods (2014)

C'est la raison pour laquelle la plupart des renforcements musculaires vous affaiblissent. Un muscle isolé par l'entrainement devient bien entendu plus fort, cependant la plupart des exercices crée de mauvais schémas de mouvement qui réduisent votre force fonctionnelle.

Faire des pompes est un bon exemple de ce genre, même si elles ont la vertu d'exercer beaucoup plus qu'un seul muscle. Les pompes sont en réalité un excellent moyen d'entrainer la force du haut du corps, et bien meilleur que la machine à pectoraux que vous trouvez dans les salles de fitness.

Mais il y a un point qui vous fait encore perdre votre force fonctionnelle. Vous devez pour cet exercice vous tenir aussi raides et droits que possible pendant que vos bras poussent le sol. A nouveau, les neurones enregistrent un schéma où les hanches sont verrouillées quand les bras transmettent la force en avant.

Pivotez mentalement les pompes de 90 degrés. Regardez quelqu'un pousser une lourde porte. La plupart des gens vont maintenant contracter les abdos, lever le bassin et ouvrir la porte avec le dos arrondi. Ou, tout aussi mauvais, avec le corps tendu comme lors des pompes. De nouveau, vous le constatez par le fait qu'ils retiennent leur respiration en essayant d'ouvrir.

La manière efficace et naturelle d'ouvrir une porte est de laisser le bassin basculer devant et de reculer avant de commencer à forcer. C'est ce que vous faites déjà, quand cela devient trop difficile, comme en poussant une voiture. Il devrait se produire la même chose de manière discrète lorsque vous ouvrez une porte. Vous aurez en plus d'un meilleur équilibre des bras aidés par le corps entier, et la porte ne paraitra plus aussi lourde.

Ces subtilités peuvent ne pas compter quand vous avez vingt ans. Mais elles feront une différence quand vous aurez soixante-dix ans ou plus. Changer ces schémas sera plus difficile car ils seront profondément ancrés. Il est préférable de commencer aujourd'hui.

D'une certaine façon, les exercices de renforcement musculaire créent des problèmes artificiels qui n'existent pas dans la vie réelle (par exemple soulever le corps avec vos seuls bras). Parce qu'ils sont difficiles à réaliser, vous devez vous entrainer jusqu'à posséder la force d'accomplir ces mouvements inefficaces.

Mais pour ceux qui aiment résoudre les problèmes qu'ils ont d'abord provoqués, l'entrainement de force n'est que le second meilleur moyen d'y parvenir. Le stretching est une perte de temps encore plus importante. A moins que vous n'imitiez vos enfants, ou votre chat.

# TLPL

Le renforcement musculaire est un temps alloué périodiquement par une personne qui tente de compenser une mauvaise posture et des schémas de mouvements inefficaces, par un travail isolé sur les muscles habituellement inactifs.

Cette approche a des effets satisfaisants sur le court terme surtout quand la douleur était provoquée par un manque d'activité. Elle ne résout cependant pas le problème réel, et cesse de fonctionner dès que la personne stoppe l'entrainement.

Un mouvement est naturel, sain et efficace seulement lorsque le corps fonctionne d'un seul ensemble. Presque tous les exercices de renforcement musculaires laissent des tensions résiduelles dans le corps. Quand les muscles inactifs sont entraînés spécifiquement, les schémas de mouvements deviennent encore plus inefficaces.

Donc, plus la personne s'entraine, plus elle apprend à être inefficace dans la vie de tous les jours. Il ou elle devra s'entrainer encore plus pour contrer cela, c'est le début d'un cercle vicieux extrêmement chronophage.

# 5
# LES ETIREMENTS – UNE DANGEREUSE PERTE DE TEMPS

*La douleur est le meilleur professeur.*

Non attribué

Pourquoi il ne peut exister de muscles « raccourcis ». Pourquoi attraper vos orteils avec le genou tendu n'étirera jamais vos ischios-jambiers. Pourquoi les étirements créent de néfastes et inutiles schémas de mouvement. Pourquoi vous pouvez complètement abandonner les étirements.

## DES MUSCLES RACCOURCIS ?

Plein de gens vous diront qu'ils sont « raides ». Ils ont aussi l'idée que les muscles raccourcissent avec l'âge, ou en cas de sous-utilisation. Ceci est à nouveau la preuve d'une mauvaise compréhension des choses, pourtant répétée dans les médias et par ceux qui proposent des leçons de stretching.

Le muscle, ou plutôt le groupe de muscles, dont les gens vous diront qu'ils les ont trop raides sont les ischio-jambiers. Majoritairement constitué de trois muscles (semi-tendineux, semi-membraneux, biceps fémoral long & court), ce groupe est situé derrière votre cuisse et permet d'ouvrir la hanche ou encore de plier le genou. Leur insertion démarre sur les ischions (tubérosité ischiatique) et se termine en bas de votre jambe, sur le tibia et le péroné.

Certains proposent comme exercice d'attraper son pied avec la main sans plier le genou. Il est admis que si vous n'y parvenez pas ou si cela est douloureux, alors vous avez des ischios "raides".

Je vous pose des petites questions : par exemple, qu'est-ce qu'un muscle raccourci, ou court ? Comme vous le savez, les muscles possèdent des origines et des insertions. Ce sont de simples termes d'anatomie pour signifier des extrémités. Pour nos ischio-jambiers, ce serait approximativement sur les ischions d'un côté, et sur les tibias et péronés (les os de la partie basse de la jambe) de l'autre (voir Figure 5.1).

Alors quand quelqu'un évoque l'idée de muscles raccourcis, cela signifie-t-il que leurs deux extrémités, c'est-à-dire les endroits où sont fixés leurs tendons, se sont rapprochées ? Le muscle n'est-il plus aussi long qu'au départ, parce que raccroché à un point situé plus haut sur la cuisse ? Non, évidemment.

Voici une autre question qui mystifie médecins, kinésithérapeutes, et professeurs de yoga :

Si vous vouliez étirer, disons, un élastique, vous le saisiriez de chaque côté d'une main que vous écarteriez ensuite. Pour étirer un muscle, les origines et les insertions devraient donc s'écarter aussi.

Maintenant, posez votre jambe tendue sur une chaise, et penchez-vous lentement afin d'attraper votre pied si possible. Portez votre attention sur votre genou et vos ischions. Vous vous apercevrez qu'ils bougent à peine.

Essayez encore avec un autre classique du genre : debout, les jambes tendues, penchez-vous pour venir saisir vos pieds. De nouveau, les deux extrémités de vos ischio-jambiers ont à peine bougé.

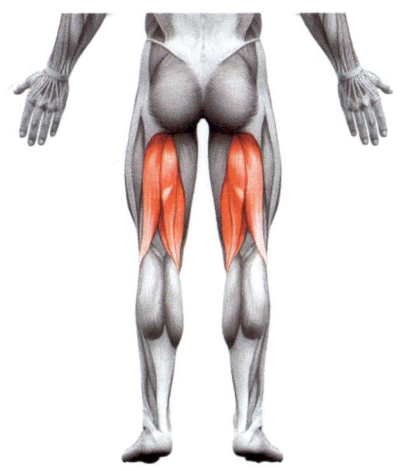

Figure 5.1

Your hamstring muscles.

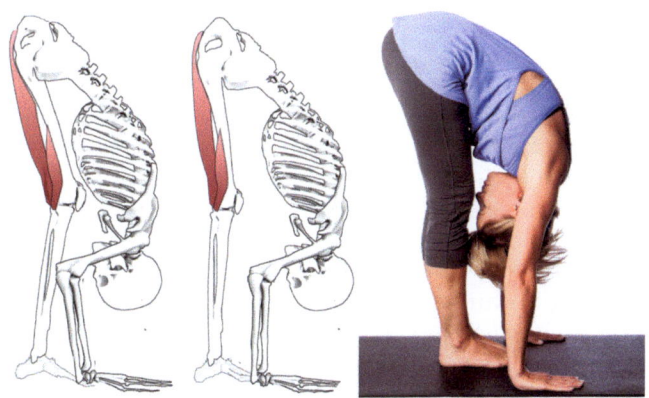

Figure 5.2

This is a useless exercise. First of all, the distance between the sitting bones and the insertion of the muscles does not change as you bend forward, so an actual stretching effect is questionable at best. Worse, it creates inefficient movement patterns. You have knees so that you can bend them when you need to, for example, to pick up something from the floor. Many people do not bend their knees enough in everyday life as it is. Why would anyone train to keep the knees even stiffer?

Alors d'où vient la douleur, puisque le muscle est manifestement à peine étiré ?

Chaque année des milliers de personnes âgées se font diagnostiquées des capsules articulaires atrophiées ou "muscles raccourcis", par exemple avant de se faire poser une prothèse de hanche. Etonnamment, ces restrictions de mobilité disparaissent parfois complètement pendant l'anesthésie générale.[10] En fait, la plupart d'entre nous pourrait dans ces conditions réaliser un beau « grand écart ».

*De nouveau, où sont les muscles raccourcis ?*

Eh bien, la bonne nouvelle est que vous n'en avez aucun. Vous n'avez pas à étirer vos muscles parce qu'ils ne raccourcissent pas.

De plus, nous attendons toujours une étude qui prouve les bienfaits des étirements. En réalité, la plupart des études conclut que les étirements sont majoritairement inutiles et potentiellement dangereux dans certains cas. Ne vous étirez pas !

Sinon, étirez-vous comme votre chat ou vos enfants. De la manière dont vous le faites au saut du lit, juste un peu plus longtemps. Les vrais étirements sont agréables.

La différence (vous apprenez maintenant pourquoi vos ischios-jambiers vous font mal lorsqu'ils ne sont pas étirés) est que les cours typiques de stretching vont contre tous les principes de biomécanique, contrairement à votre étirement du matin qui est lui utile et naturel.

---

10  Cela ne veut évidemment pas dire que toutes les opérations de la hanche sont inutiles ! Faites confiance à votre médecin.

La douleur provoquée dans notre exemple n'est pas la conséquence d'un muscle trop fortement étiré. Ce n'est pas tel que pourrait le soupçonner un petit futé le lien myofascial entre ces muscles et les autres parties du corps, même s'il y joue un rôle. C'est votre système nerveux qui vous crie : "Sers-toi de tes genoux !" C'est aussi simple que cela ! Notre système nerveux est conçu pour nous protéger des blessures, il envoie un signal électrique de douleur afin d'éviter de vraiment nous blesser.

Nous avons des genoux, nous pouvons donc les utiliser. Le genou sert à rapprocher la cheville du bassin. Si vous refusez de vous en servir, comment s'étonner que a) il soit difficile d'attraper votre pied, et b) ce soit douloureux ?

Vous ne faites que créer un problème artificiel (toucher vos orteils sans plier les genoux), et tenter de le résoudre. C'est comme si vous essayiez de remporter une course de voiture en utilisant seulement la première vitesse.

Pourquoi s'abstenir même sous la douleur d'utiliser une articulation, et ensuite conclure qu'on doit assouplir une autre partie du corps pour compenser ? Qui a dit de faire ceci ?

Si vous voulez regarder derrière vous, vous tournez la tête, le torse et le bassin. Avec le seul mouvement du cou, vous ne pouvez pas pivoter de 180°. Cela veut-il dire que vous devez étirer vos muscles du cou ? Non, cela signifie que vous devez utiliser tout votre corps.

Si vous essayez de joindre vos mains dans le dos sans plier les coudes, avez-vous besoin d'étirer vos pectoraux ? Bien sûr que non !

Ce sont des problèmes idiots pour lesquels chercher des solutions est sans intérêt !

## QUELLE LONGUEUR VOUDRIEZ-VOUS ?

Continuons avec une autre question embarrassante… Quelle longueur cela mesure, et quelle longueur voudriez-vous ? La prochaine fois que quelqu'un vous demande d'étirer un muscle, demandez-lui comment il s'y prend pour évaluer sa longueur actuelle ? Qu'est-ce qui lui permet d'affirmer qu'il est trop court ?

Comme vous le savez maintenant, il n'existe rien tel qu'un muscle raccourci, mais il existe quelque chose comme une tension dans le tissu conjonctif alentour et la flexibilité du tissu qui en découle.

En tant que professionnel du corps humain, je sais que les coureurs à pied ont besoin d'ischio-jambiers tendus et de robustes tendons d'Achille. Cela permet une plus grande efficacité de course, puisque les tissus auront une meilleure capacité de stockage de « l'énergie de rebond ».

Cette tension, utile pour un coureur, est mortelle pour un danseur de ballet qui doit être capable de lever la jambe très haut.

En fait, dans les deux cas le tissu s'est adapté exactement à la tension et à la résistance qu'on lui a imposée chaque jour.

L'autre question à poser à votre coach de fitness est donc : " De quelle longueur doivent-être mes muscles ?" – ou plus précisément : quel niveau de souplesse mon tissu conjonctif doit-il obtenir ?

Vous voyez que vous seul pouvez répondre à ceci. Mais ce n'est pas nécessaire. Votre tissu conjonctif s'adapte à l'usage que vous en faites. Vous n'avez pas besoin de chercher à le contrôler, cela se produit tout seul, de manière automatique.

Tout ce que vous avez à faire est de réaliser les mouvements que vous souhaitez pouvoir faire, et de les faire correctement. Le tissu suivra et vous n'aurez jamais de « muscles raccourcis ».

## SPORTS

Qui a dit aux gens qu'ils devaient être capables de soulever 200 kg à la presse, et avoir des biceps gros comme des melons ? Pourquoi 11 millionnaires courent après une balle sur un terrain de football ? Qui s'est réveillé avec l'idée que nous pourrions courir 42 km ? Le premier qui l'a réalisé est mort pour justement l'avoir fait, et aujourd'hui toute une industrie tente de nous convaincre de l'imiter. Quel est l'intérêt de passer sa vie à s'entrainer pour courir les 100 mètres en moins de dix secondes, y trouve-t-on des applications concrètes dans la vraie vie ?

En réalité, les sports contribuent beaucoup à la création artificielle de problèmes. Mais ils peuvent aussi être sources d'amusement et de plaisir, nous faire sortir du canapé, et sont dans ce cas très recommandables.

Les sports ne sont pas cependant conçus pour vous donner une meilleure santé. Sous cet angle, ils sont même complètement hors sujets.

La raison pour laquelle les adultes doivent faire du sport pour rester en forme est que leur quotidien ne les stimule pas suffisamment.

Les sports tentent de compenser par la quantité de mouvement leur manque de qualité. Ce qui ne fonctionne pas.

Le sport ne peut pas non plus remplacer un régime alimentaire sain. Le ventre plat tant convoité provient davantage de la cuisine que de la piste de course.

Bien sûr l'espèce humaine a besoin d'un minimum d'activité physique et c'est ici que le sport a son rôle à jouer. Mais nous aurions plus de réussite à maintenir notre santé si ce que nous faisons au quotidien était fait correctement.

Après tout, c'est ce que font les animaux. Ils apprennent à bouger par imitation et jouent lorsqu'ils grandissent. Devenus adultes, ils ne s'occupent qu'à vivre. Un chat n'a jamais été vu en train de faire des squats pour améliorer sa détente, ou de s'étirer pendant 45 minutes.

*La vie, ce n'est pas s'entrainer. C'est vivre.*

## ENTRAÎNEZ LE CERVEAU

Mais que devrions-nous exercer pour rester en forme ? Si le renforcement musculaire et les étirements sont des activités inutiles, que devons-nous faire ?

Nous devrions exercer l'organe principal, responsable de notre posture et qualité de mouvement : le cerveau.

Malheureusement, la plupart des conseils sur la posture et le mal de dos proviennent des gens de l'industrie du fitness. Ils sont obsédés par la vitesse, la distance, le poids et mesurent les progrès en conséquence.

Ils oublient que les mouvements volontaires (porter une tasse de café), autant que les mouvements automatiques (conserver le corps en équilibre), sont créés dans le cerveau, et la mesure du succès est la qualité, non la quantité.

Avez-vous fait des étirements ou des renforcements spécifiques pour apprendre à faire du vélo ? Ou à jeter une balle ? Ces gestes sont à 99% concernés par le cerveau et à 1% par les muscles, comme le sont la posture et les mouvements du quotidien.

C'est pourquoi les étirements et le renforcement sont à 99% inutiles dès lors qu'il s'agit de posture et de mouvement.

## VRAIE MAITRISE – QUELLE ACTIVITÉ PHYSIQUE FAIT SENS ?

Les humains n'ont pas la force des Ours. Ils n'ont pas ni la souplesse du Serpent, ni la vitesse du Chimpanzé. Certains styles de kung-fu s'inspirent fameusement des animaux, leurs adeptes essaient d'apprendre à bouger en les observant.

Mais parce que les humains sont des humains avec une anatomie humaine, ceci est ridicule. Les humains sont doués pour une chose, donc, c'est être humain et bouger comme des humains.

A partir d'un certain stade de notre évolution, la bipédie a libéré nos mains, ce qui nous a permis d'utiliser des outils et donc de chasser et d'obtenir plus de protéines. Ces facteurs nous donnent le cerveau le plus puissant du règne animal, il nous permet de jouer une sonate de Bach, de danser un tango ou de jongler avec des torches enflammées.

La plupart des gens ne cherche pas à développer son potentiel physique et se contente d'apprendre à utiliser son corps pour la vie quotidienne, alors que d'autres prennent du plaisir à le maîtriser.

Un ingénieur apprendra à jouer de la guitare, bien que ce ne lui soit pas indispensable pour vivre au quotidien, mais simplement pour le plaisir de la maîtrise. Autant qu'un médecin pourrait apprendre à peindre.

Les humains peuvent donc apprendre à jouer au golf, ou au tennis et adorer maîtriser leur technique. Mais il s'agit de la maîtrise d'un geste spécifique plus que de la maîtrise du mouvement au quotidien.

Les humains, même ceux qui ne sont pas les plus rapides, souples ou forts, méritent le respect pour une chose : ils sont probablement l'espèce la plus polyvalente du royaume animal.

C'est cette souplesse, non pas des membres mais du cerveau, qui nous rend humains. Et qui nous maintient en bonne santé. Ce ne devrait pas être une à deux heures d'exercices hebdomadaires pour ensuite remettre nos corps "au placard". Nous devrions bouger comme des humains toute la journée, aussi efficacement et gracieusement que possible.

Ça ne veut pas dire danser un ballet. Cela signifie détendre les épaules quand vous portez une tasse de café, et laisser votre bassin accompagner le mouvement du bras quand vous ouvrez une porte. Cela signifie aussi plier les genoux quand vous ouvrez un tiroir.

En bref, les humains devraient s'efforcer de maitriser la manière humaine de bouger. Elle est saine et gratifiante.

Une bonne activité est donc celle où vous avez le temps de vous concentrer sur vous-même, plutôt que sur un ballon ou sur une cage. C'en est une qui peut être réalisée très lentement, afin de ressentir ce qu'il se passe. C'est celle où chaque mouvement se réalise avec le corps entier.

## LES ACTIVITÉS SAINES :

Le Yoga est une de ces saines disciplines, même s'il s'y trouve un grand nombre d'exercice, notamment des étirements inutiles, qui vont contre la biomécanique humaine. De nombreux exercices sont en fait inutiles au quotidien. Le Yoga conduit toutefois à un corps plus équilibré et affuté, et pour cela reste l'un des meilleurs choix. Il existe de nombreux styles et manière de faire du yoga. Je vous suggère d'essayer une méthode douce et lente. Si votre professeur de Yoga est aussi un professionnel du corps humain, vous aurez l'assurance d'une meilleure compréhension du fonctionnement du yoga et de ce qu'il peut accomplir.

Une autre option se situe parmi les danses latines, comme la salsa. A l'inverse des danses de ballets, la salsa se pratique en relaxation et force tranquille. Quand je dis salsa, oubliez s'il vous plaît les versions artistiques surfaites que vous trouvez à la télévision ou sur internet, qui sont en fait de la gymnastique en musique.

Je vous parle de la douce, élégante et plus séduisante salsa que les sexagénaires dansent à Cuba.

Personnellement, j'ai opté pour l'art martial Senmotic Red développé sur des bases de kung-fu style WingChun. Le Senmotic Red a évolué avec les connaissances actuelles en biomécanique en une version moins traumatisante pour votre corps et celui de votre opposant.

Vous avez un système d'alerte immédiat (qui vous touche) quand vous faites un mauvais mouvement, cela vous assure un apprentissage plus rapide. Le système a été conçu de manière à développer la coordination. Parce que notre corps reste le même dans toute activité, ce qui est vrai dans le combat est vrai dans la vie de tous les jours, et vice versa.

Sans aucun entrainement supplémentaire, les pratiquants du Senmotic Red deviennent souvent extrêmement forts et affutés. Cela provient non pas d'un entrainement d'endurance, mais d'un bon usage du corps.

## TLPL

Les humains devraient bouger comme des humains. A vrai dire, non pas comme les humains que vous voyez dans la rue, mais de la manière dont les humains sont conçus pour bouger.

Nous faisons tous cela à peu près bien quand nous sommes enfants. Mais ensuite nous copions nos parents, nos professeurs, et nous allons à l'école où l'on nous enseigne à nous asseoir passivement sur des chaises non ergonomiques des heures durant.

Nous apprenons ces leçons très bien, c'est pourquoi les gouvernements à travers le monde doivent ensuite payer pour des publicités qui encouragent les adultes à faire l'inverse et à bouger davantage.

Pendant ce temps, nous avons raidi nos corps, notre cerveau, et perdu notre capacité à bouger naturellement. C'est alors que nous devrions soi-disant faire de l'exercice ou des étirements. Ce que nous devons vraiment faire est tenter de nous rappeler comment nous bougions enfants et exercer notre cerveau plus que nos muscles.

Un cerveau bien entrainé vous permettra d'avoir une bonne posture et de rester actifs, même après de longues et peu joyeuses heures passées assises à votre bureau. De plus, comme la quantité de mouvement diminue avec l'âge, la qualité devrait au moins, elle, augmenter.

Quand vous écrivez, publiez et éditez un livre par exemple, vous passez des semaines voire des mois en face de votre ordinateur. Heureusement, pendant que j'écrivais mon livre, mon dos n'était pas passivement appuyé sur le dossier de la chaise. Il me servait à stabiliser mon torse.

Ma colonne bougeait légèrement et constamment avec ma respiration pendant que mes jambes supportaient le poids de mon corps. Pendant environ trois mois j'ai travaillé sur ce livre, assis plusieurs heures par jour. Faire ce que je prêchais m'a permis d'éviter tout désagrément.

Merci, cerveau.

# 6
# LA PSYCHOLOGIE
# DU MAL DE DOS

*Le jour où vous sentez dans le dos le premier élan de douleur,*
*une page entière de votre histoire est déjà tournée.*

Deepak Chopra

Ce qu'est l'embodiment, ce qu'elle prouve, et l'endroit où Amy Cuddy s'est trompée.

## SUR L'INCARNATION

Comment pouvez-vous affirmer que quelqu'un passe une mauvaise journée ? Par sa posture, bien entendu. Le langage corporel est un indicateur d'état d'esprit très efficace et nous ne pouvons-nous empêcher de juger en permanence les autres ainsi.

Donc, votre humeur influence votre état d'esprit. Quand vous êtes au fond (!), vous êtes avachis et vous croisez les jambes. Quand vous êtes amoureux par un jour ensoleillé, vous vous tenez bien autrement...

Ce ne sont pas précisément des bonnes nouvelles, mais cela soulève une question intéressante : est-ce que cela fonctionne dans l'autre sens ? Est-ce qu'une mauvaise posture peut influencer votre humeur ?

Cela semble bien être le cas, comme le savent les thérapeutes lorsqu'ils modifient la posture d'un patient en améliorant sa structure corporelle. A la fois mon expérience personnelle et le retour des patients confirment ce pressentiment. Aux environs de la cinquième session de fascia-thérapie, focalisée sur l'estomac supposé être le « centre émotionnel », les gens commencent à revoir certains objectifs importants de leur vie.

Ils quittent leurs relations toxiques, démarrent un nouveau métier, changent leur alimentation et perdent du poids. Réaliser de grands changements de vie demande beaucoup d'énergie et de confiance en soi. Ces éléments sont tout aussi récompensant pour le patient et le thérapeute que le soulagement du mal de dos.

Jusqu'à récemment ce n'était qu'une opinion personnelle.

C'est pourquoi je suis très reconnaissant envers Amy Cuddy, psychologue sociale et professeur à la Harvard Business School, pour avoir conduit une étude sur l'influence de la posture sur la confiance en soi et la gestion du stress.

Son fameux discours TED à propos de cette expérience est actuellement le second le plus visionné juste derrière celui sur l'éducation par Sir Ken Robinson.

L'expérience positionne simplement un groupe d'individus isolé dans une posture voutée, et un autre groupe dans une posture qui occupe un maximum d'espace. Elle les appelle les "puissantes postures ouvertes".

Sans surprise, au moins pour ceux qui ont de l'expérience dans cette domaine, il s'avère que la posture possède une influence majeure sur votre niveau de confiance, de stress et sur votre capacité à prendre des risques.

En comparaison à son état initial, le groupe des postures ouvertes montrait un plus haut niveau de testostérone (qui indique la dominance), un niveau plus faible de cortisol (relatif au stress), alors que c'était l'exact opposé pour le groupe des postures fermées. Un petit jeu a démontré bien sûr que le groupe aux postures ouvertes était plus enclin à prendre des risques.

Donc, oui, vous n'êtes pas avachis parce que vous êtes tristes et manquez de confiance, vous manquez aussi de confiance parce que vous vous tenez ainsi.

L'excellent discours d'Amy Cuddy, que vous devriez vraiment voir,[11] a donc permis à de nombreuses personnes de s'intéresser au rôle de la posture dans leur vie privée et professionnelle, et notamment dans la manière de rendre les femmes encore plus fortes.

Bien que je lui sois reconnaissant d'avoir mis en lumière ce sujet, je crois qu'elle survole un point très important. Tout d'abord, ses recommandations, à savoir maintenir une posture énergisante cinq minutes avant un entretien d'embauche, impliqueraient que vous n'ayez pas une telle posture par défaut. Cela est valable certes pour une majorité de personne, mais pas chez tout le monde.

Une posture faible, triste et peu engageante s'obtient par une rotation interne. Cela signifie que le corps s'enroule : le dos est arrondi, le visage regarde en direction du sol, les épaules sont balancées en avant. Vous pourriez l'appeler la pose du hérisson, de la baignoire, ou encore de la victime. Ou plus simplement, une posture introvertie.

---

11  http://www.ted.com/talks/amy_cuddy_your_body_language_shapes_who_you_are?language=en

D'autres personnes, souvent les professeurs et les vendeurs, ont une posture extravertie. Ils mettent leurs épaules en arrière et sortent le torse.

Aucune de ces postures n'est bonne ou mauvaise en soi. Elles posent problème lorsqu'elles deviennent des structures corporelles, ce qui veut dire que la posture devient la structure par défaut. Cela pourrait sembler une bonne idée pour la posture en rotation externe, dite de confiance en soi. Mais alors qu'un individu se tenant avec le torse bombé a moins de mal à s'imposer dans la vie et à obtenir ce qu'il désire, il peut trouver difficile d'être une oreille attentive aux autres, de les encourager, d'accepter les critiques et de passer du temps seul.

Cette posture peut intimider les autres et les rendre plus hésitants à l'idée de se confier à vous.

Si votre posture « donne de l'espace » physiquement à votre interlocuteur pour qu'il ou elle puisse s'exprimer, cela lui sera plus facile de le faire. Pendant qu'une posture vous donne de l'énergie et de la confiance, l'autre vous détend et vous calme.

Vous avez besoin de postures différentes pour des situations différentes. Amy Cuddy suppose que les gens ont une seule posture et par conséquent un seul état d'esprit. Même si cela se vérifie chez beaucoup d'entre nous, ce n'est pas irrémédiable. Votre torse devrait être capable de rester droit pour ce rendez-vous important prévu cet après-midi, mais ensuite de redescendre un peu quand vous devrez jouer avec vos enfants ou écouter votre conjoint vous parler de sa journée.

Ne restez pas coincés dans une posture par défaut. Pour être vous-même, vous devez avoir différentes facettes. Vous avez peut-être besoin parfois de dominer pour gagner votre vie et subvenir à vos besoins, mais vous devez aussi être un partenaire affectueux qui peut choisir (!) de rester au second plan.

Seule une posture flexible vous permettra d'être une personne souple et authentique.

## TLPL

Votre posture évolue en fonction de la manière dont vous vous sentez, et cette sensation dépend en partie de votre posture et de votre structure corporelle. Changer l'une revient à changer l'autre. Une personne authentique a une posture flexible et par conséquent est elle-même flexible. Il ou elle peut choisir la manière de réagir à une situation.

# 7
# PENSÉES FINALES

Vous appréhendez le monde dans lequel vous vivez à travers votre corps. Si vous avez des muscles tendus, vous ressentirez du stress. Si vous avez le dos vouté, votre posture raconte l'histoire de la soumission, et vous aurez du mal à obtenir cette promotion, ou la part du gâteau que vous visez, simplement parce que vous communiquez constamment que vous êtes une victime. Les victimes ne sont pas des leaders.

Vous ne pouvez pas séparer le corps de l'esprit − essayez donc d'en laisser un à la maison, et d'emmener l'autre en voyage. Donc, vous *n'avez* pas un corps, mais vous *êtes* un corps.

Grâce à l'assurance de votre maison ou de votre voiture, vous en retrouveriez une nouvelle en cas d'incendie ou d'accident. Mais l'assurance santé ? Vous ne pouvez pas assurer votre santé, personne ne vous la rendra si jamais elle s'en va.

Et parce que vous n'avez qu'un corps, un seul vous-même, vous devez réfléchir à la valeur que vous vous donnez.

Quel est l'intérêt de porter des talons hauts pour avoir l'air séduisantes, si vous sacrifiez vos jolis pieds et votre équilibre ?

Votre dos vaut-il l'investissement dans un nouveau matelas ou des chaussures minimalistes ? Ou cela représente-t-il trop d'argent, car vous préférez passer de meilleures vacances et rouler dans une voiture plus sympa ?

Combien de temps voulez-vous rester assez en forme pour pouvoir jouer avec vos petits-enfants ? Voulez-vous toujours être capable de danser aux mariages quand vous aurez 90 ans ?

Il est quelquefois fascinant de constater comment des personnes intelligentes ont élaborés les plus sophistiqués plans de retraite. Je veux dire des plans de retraite financiers. En général, les gens démarrent leurs projets de retraite lorsqu'ils atteignent la quarantaine. Cependant, quand vous leur demandez ce qui est le plus important pour les personnes âgées, la plupart vous répondra que c'est la santé. Mais si vous leur demandez ce qu'est leur stratégie pour rester en forme jusque-là, ils n'ont souvent aucune piste, ni ne font d'investissements particuliers en ce sens.

Quels genres de soucis inquiètent les familles ? Quels genres de maladies mon style de vie engendre ? Que veux-je être capable de faire jusqu'au dernier jour ?

La santé n'est pas prévisible à 100%, mais si vous restez assis dix heures par jour, buvez une bouteille de vin chaque soir, ou encore si votre famille est sujette à des problèmes d'ordre génétique, cela peut valoir la peine de réfléchir aux conséquences afin d'agir pour prévenir ces risques.

La génétique est le capital de départ avec lequel vous évoluez et vous n'y pouvez pas grand-chose. Vous pouvez cependant essayer de faire le meilleur jeu avec la donne initiale, afin de démarrer aujourd'hui ce qui vous rendra heureux demain. A moins de vouloir finir en légume satisfait. Ceci est donc, au moins en partie, de votre ressort.

# BIOGRAPHIE DE L'AUTEUR

Peter Scholten est né en Allemagne en 1974. Il est aujourd'hui un thérapeute et pratiquant d'arts martiaux accompli.

Il a commencé jeune à pratiquer le Judo, le Taekwon-do et le Jui-Jitsu, avant de découvrir au début des années 1990 le style de combat Wing Chun (Wing Tsun) de Bruce Lee. Il ouvre sa première école en Allemagne en 1996.

Après quinze années d'entrainement intensif avec des pratiquants de wing-chun parmi les plus renommés, il rencontre en 2004 son professeur actuel, Frank W. Demann, et démarre immédiatement l'apprentissage du Senmotic Red, discipline aux différences significatives avec son style de départ.

En 2007, Peter suit un cursus en fascia-thérapie et ouvre un cabinet à Lyon (France). Cette technique de massage des tissus profonds se révèle extrêmement efficace pour corriger les problèmes posturaux et améliorer la performance physique.

Elle complète aussi harmonieusement la pratique des arts martiaux en permettant la réalisation de mouvements plus efficaces.

Aujourd'hui Peter enseigne les techniques de combat Senmotic à des étudiants privés et se consacre à la fascia-thérapie. Il est aussi l'instructeur officiel de cette méthode en France et a déjà formé une première lignée de thérapeutes.

Son expertise en biomécanique et posture l'a conduit à travers tout le pays mais aussi à l'étranger, afin d'enseigner le mouvement à des étudiants de théâtre ainsi qu'à des artistes de cirque. Il enseigne aussi les principes de la posture et du langage corporel à des étudiants en commerce et à des consultants de grandes entreprises en provenance de cinq pays.

Il publie en 2013 les acclamés cours vidéos "Améliorez votre posture et oubliez votre mal de dos !", qui ont aidé plusieurs centaines de personnes tout autour du monde...

# AMÉLIOREZ VOTRE POSTURE, OUBLIEZ VOTRE MAL DE DOS !

*Des trucs qui changent la vie.*

James Hollister

## LES COURS VIDÉOS SUR LA POSTURE ET LE MAL DE DOS

Ces leçons furent créées en 2013, en résultat de plusieurs années de pratique de fascia-thérapie et d'enseignement sur la manière d'améliorer sa posture. Elles reprennent tous les concepts que vous avez découverts dans ce livre pour la vie de tous les jours, et vous permettent une compréhension plus approfondie des lois régissant la posture.

Ces leçons ont obtenu des retours incroyablement positifs de la part de clients heureux originaires de toutes les parties de la planète.

Le cours s'enrichit encore de nouveaux contenus, vous pouvez maintenant découvrir la théorie et la pratique sur la manière d'améliorer sa posture, à travers 45 exercices simples associés à des explications anatomiques et biomécaniques. A l'heure où j'écris ce livre, il contient plus de trois heures de vidéos.

Les cours sont complétés par 4 livres électroniques permettant une compréhension en profondeur de votre corps.

Les connaissances acquises avec ces leçons vous permettront non seulement de vivre un quotidien sans douleur, mais aussi d'exceller dans les activités requérant équilibre et coordination. Vous serez à nouveau capable de danser, courir, pratiquer les arts martiaux – ou plus simplement de jouer avec vos enfants et petits-enfants.

Chaque section se concentre uniquement sur les aspects importants de votre corps.

1. Vous apprendrez à respirer plus facilement et plus efficacement. La respiration est l'essence de la vie. Prenez-en le contrôle et vous augmenterez votre niveau d'énergie.

2. Vous apprendrez comment vous tenir debout plus longtemps sans douleur. Contrôlez votre bassin et vous maîtriserez tout votre corps. Cet exercice améliorera votre équilibre et votre stabilité. Vous vous sentirez plus forts et serez moins anxieux à l'idée de tomber.

3. Vous apprendrez à marcher d'une manière qui détend votre colonne vertébrale et en particulier vos lombaires. Cette technique est particulièrement efficace pour soulager le mal de dos. Vous pourrez devenir votre propre chiropracteur.

4. Vous apprendrez à vous asseoir droit sans effort, et activement pour prévenir les maux de dos ou d'épaules.

5. Vous apprendrez l'ergonomie idéale d'un espace de travail. Vous pourrez travailler plus longtemps et de manière plus détendue. Vous trouverez l'énergie pour vous concentrer sur vos projets.

6. Parce que vous dormez de six à neuf heures par nuit, une bonne position pour dormir est tout aussi cruciale pour retrouver une bonne posture. L'usage d'un oreiller sous la tête, le choix d'un

mauvais matelas peuvent causer de sérieux problèmes de santé. Ces leçons vous apprendront comment mieux vous installer pendant la nuit et comment choisir un bon matelas.

Tous les exercices et astuces pour corriger votre posture peuvent conduire à un soulagement immédiat de la douleur. Vous pouvez tous les réaliser dans le confort de votre maison. Ils prennent de 5 à 15 minutes, et vous pouvez espérer avoir réalisé tout le parcours en trois semaines.

Tous les exercices sont faciles et ne demandent pas de capacités particulières pour les individus en bonne santé. Ces connaissances ne remplacement pas un avis médical. En cas de doute, consultez votre médecin.

Si vous travaillez déjà avec un chiropracteur ou un ostéopathe, ce programme complètera votre traitement.

En remerciements pour avoir lu ce livre, je suis heureux de vous offrir une remise sur le prix du cours.[12]

---

12    http://bit.ly/Maldedos

# LES CHAUSSURES MINIMALISTES – DES PIEDS FORTS POUR UNE BONNE POSTURE

J'ai acheté ma première paire de "chaussures saines" lorsque j'avais 22 ans, fabriquées par une célèbre marque allemande qui produisait ses chaussures avec des semelles plates laissant assez d'espace pour les orteils. Elles ressemblaient aux chaussures de mon grand-père, en plus grandes. Heureusement, leurs semelles se sont abîmées après seulement six mois. J'appris plus tard que cette marque avait des problèmes de qualité liés à leur production en Inde, mais mis à part cela, elles étaient encore loin d'être parfaites, leurs semelles étant beaucoup trop épaisses. C'était au début des années 90.

Je ne me suis plus préoccupé de chaussures saines pendant un bon moment, mais la question est revenue en 2007 lorsque j'étudiais la fascia-thérapie.

Même si de nouvelles marques avec des semelles plus minces existaient alors, mes collègues et moi-même avions toujours des difficultés pour trouver des chaussures minimalistes correspondant à nos besoins. L'un des gros problèmes de ces chaussures était leur conception faite plastique limitant grandement les sensations et favorisant les mauvaises odeurs.

Le moyen de trouver des chaussures saines est devenu urgent quand j'ai démarré mon travail de thérapeute et compris à quel point des chaussures "normales" peuvent être néfastes pour la posture.

Heureusement, au même moment Frank Demann, le fondateur du Senmotic Blue (fascia-thérapie) et du Senmotic Red (art martial), a décidé de se lancer dans la fabrication de chaussures qui combleraient nos besoins de thérapeutes, et qui auraient l'air de chaussures que les plus de seize ans peuvent porter. Fabriquées en Allemagne, ces chaussures répondaient à nos exigences de qualité tout en assurant des conditions de travail décentes et des salaires convenables à leur producteur, alors que les scandales manufacturiers des pays en voie de développement éclataient.

Je me souviens la première fois où je les ai portées. Je suis rentré à la maison après une longue marche, lors de laquelle je me suis délecté de la sensation d'être comme pieds-nus, avant de reprendre mes activités normales.

Ce n'est que bien plus tard dans la soirée que j'ai réalisé ne pas avoir quitté mes chaussures en rentrant, ce qui n'était pas arrivé depuis des années.

Comme vous le savez depuis mon chapitre sur les chaussures et la marche, de bonnes chaussures sont absolument indispensables pour maintenir une bonne posture au quotidien. C'est un investissement essentiel.

Même si d'autres marques de qualité sont nées depuis ce jour, si vous envisagez d'acheter des chaussures minimalistes, vous pouvez commencer ici : www.senmotic-shoes.eu.

# SENMOTIC BLUE – FASCIA-THÉRAPIE

J'ai réalisé ma première cession de fascia-thérapie Senmotic Blue lorsque j'avais la petite trentaine. Je ne sais pas vraiment pourquoi j'étais là, sachant que je me sentais plutôt en forme et ne souffrait pas de douleurs particulières.

Mon professeur, Frank Demann, m'avait dit que cela améliorerait mes capacités en arts martiaux, j'étais donc ravi d'essayer. Peut-on vraiment modifier la posture d'une personne et l'aider à mieux se mouvoir, avec ce que je pensais être de simples massages ?

La première chose que j'ai remarquée était que ça ne ressemblait pas à des massages, qui consistent basiquement à pétrir les muscles comme de la pâte à pain.

La fascia-thérapie traite le tissu conjonctif et procure des sensations complètement différentes. On dirait que vos tissus se mélangent sous la main, le poing ou le coude du praticien. Généralement plus délicate, mais bien plus profonde, et parfois même douloureuse, vous sentez vos tissus se faire étirer, comme repasser.

La première des dix sessions s'occupe du torse dans l'objectif de donner à vos poumons davantage d'espace pour respirer.

Le moment de grâce a été celui où Franck s'occupait de mon diaphragme. Ses doigts sont venus sous mes côtes, saisissant mon diaphragme et délicatement tirer les tissus de chaque côté.

Pendant un instant cela semblait être un point de côté, mais alors ma cage thoracique s'est levée et j'ai respiré... comme un grand appel d'air. On aurait dit que j'avais eu pendant des années une chaîne serrée autour de la poitrine, m'empêchant de respirer, et je ne l'avais remarquée que le jour où on me l'enleva.

Le tissu conjonctif est comme l'usine de fabrication de nos vêtements, dans le sens où leur étroitesse peut restreindre nos mouvements. Quand ce tissu sèche et adhère aux tissus voisins, votre mobilité diminue d'autant, lentement jour après jour. Les chanceuses 1% des personnes âgées ne souffrant pas de restriction de mouvement significative nous rappellent que ce n'est pas inévitable, mais que cela dépend dans une large mesure de l'exercice, et par-dessus tout de la qualité des mouvements réalisés chaque jour.

Porter un jean ou une chemise trop serrés assez longtemps finira par limiter l'amplitude de vos mouvements. Le Senmotic Blue vous donne l'impression de quitter ces vêtements, et de redécouvrir alors tout l'espace dont vous disposez à l'intérieur comme à l'extérieur, pour vous-même.

Le tissu conjonctif possède de nombreuses ramifications nerveuses, qui permettent au thérapeute de communiquer directement avec votre système nerveux. Ainsi, la thérapie ne travaille pas juste sur vos muscles et tissus, elle stimule directement votre cerveau.

De nombreux patients ressentent que la libération physique leur procure un effet émotionnel. Alors que notre travail de thérapeute est purement mécanique, les patients nous parlent souvent des changements qu'ils ont entrepris pendant ou après les dix cessions du traitement. Ils quittent les relations toxiques, prennent d'importantes décisions pour leur carrière, et parfois arrêtent juste de s'inquiéter.

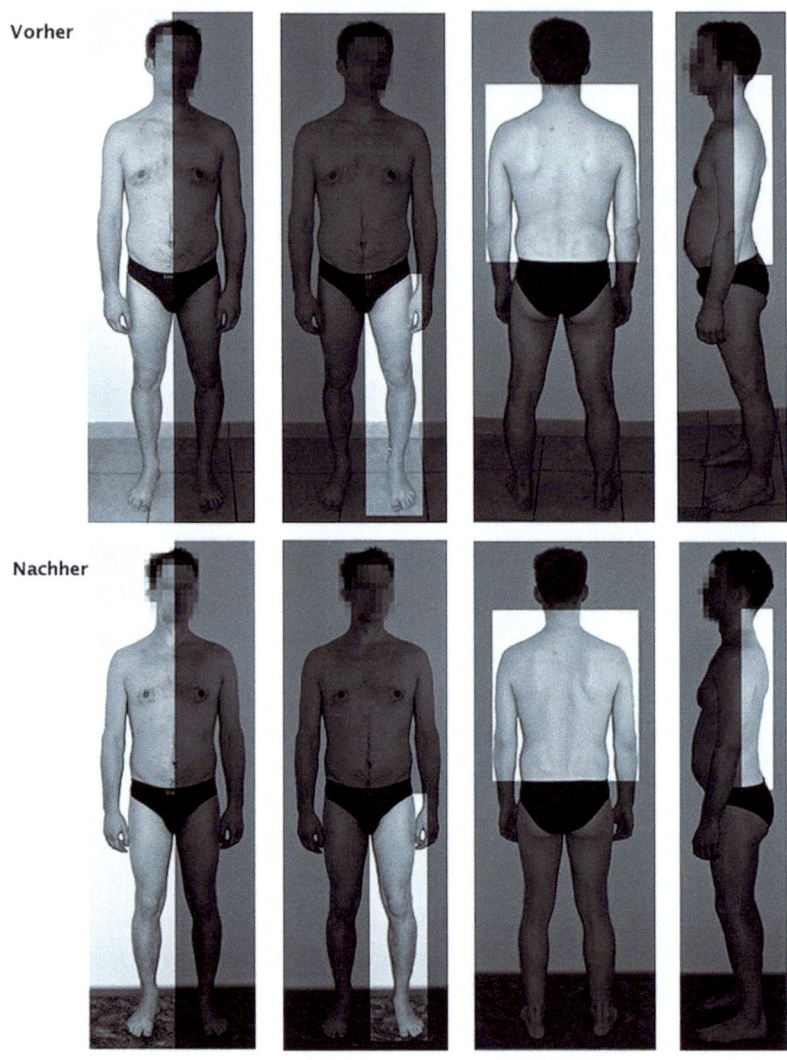

**Vorher**

**Nachher**

Me voici avant la première et après la troisième cession de Senmotic Blue. On peut observer une cage thoracique plus volumineuse, une jambe plus droite, un dos plus long, tout comme le cou, et une lordose plus harmonieuse.